Sumon Chowdhury
Sun Lei
Sha Sha

Biomarcadores da retinopatia diabética

AF533330

Sumon Chowdhury
Sun Lei
Sha Sha

Biomarcadores da retinopatia diabética

ScienciaScripts

Imprint
Any brand names and product names mentioned in this book are subject to trademark, brand or patent protection and are trademarks or registered trademarks of their respective holders. The use of brand names, product names, common names, trade names, product descriptions etc. even without a particular marking in this work is in no way to be construed to mean that such names may be regarded as unrestricted in respect of trademark and brand protection legislation and could thus be used by anyone.

Cover image: www.ingimage.com

This book is a translation from the original published under ISBN 978-3-330-33011-5.

Publisher:
Sciencia Scripts
is a trademark of
Dodo Books Indian Ocean Ltd. and OmniScriptum S.R.L publishing group

120 High Road, East Finchley, London, N2 9ED, United Kingdom
Str. Armeneasca 28/1, office 1, Chisinau MD-2012, Republic of Moldova, Europe
Printed at: see last page
ISBN: 978-620-7-85279-6

Copyright © Sumon Chowdhury, Sun Lei, Sha Sha
Copyright © 2024 Dodo Books Indian Ocean Ltd. and OmniScriptum S.R.L publishing group

ÍNDICE

Sinopse

[12]A retinopatia diabética é uma das complicações microvasculares mais comuns da diabetes, afectando quase 93 milhões de pessoas e sendo a principal causa de cegueira e deficiência visual em todo o mundo. Trata-se de um problema de saúde pública mundial com consequências físicas, psicológicas e socioeconómicas. [3-5]Na própria Ásia, a prevalência da diabetes varia entre 15,8% e 43,1%, de acordo com estudos demográficos. [6]Se a prevalência da DM continuar a aumentar drasticamente nos países asiáticos, como a China e a Índia, em consonância com o envelhecimento da população, é provável que o peso socioeconómico da DR aumente exponencialmente num futuro próximo.

[7]Em 2001, Cunningham referiu que 45 milhões de pessoas em todo o mundo preenchiam os critérios da OMS para a cegueira. 24% de toda a cegueira, que afecta pessoas tanto nos países desenvolvidos como nos países em desenvolvimento, deve-se a uma combinação de RD e degenerescência macular, sendo as outras doenças oculares responsáveis apenas por uma pequena percentagem. [89, 10]Em 2002, Kocur e Resnikoff referiram que a RD era a causa mais frequente de perda de visão grave em pessoas em idade ativa na Europa, o que foi confirmado no Reino Unido por dois estudos. Os resultados destes estudos mostram que a RD é a principal causa de perda de visão em pessoas em idade ativa.

[11]Em 2004, Fong et al. referiram que a RD era uma das principais causas de cegueira entre os adultos nos Estados Unidos, deixando mais de 10 000 pessoas cegas todos os anos.

[12]Os maiores progressos na redução da cegueira registaram-se na Islândia, onde a prevalência da cegueira legal devida à RD diminuiu de 4,0% para 0,5% nos 15 anos decorridos desde 1980.

A procura de biomarcadores e factores de risco é, por conseguinte, de importância vital para prevenir a progressão da RD.

[13]A cistatina C é um membro da superfamília das cistatinas (inibidores das cisteína proteinases); é produzida principalmente por células nucleadas e está presente em baixas concentrações no soro, na urina, no líquido cefalorraquidiano, na saliva, no esperma e no colostro. Foi demonstrado que o nível de cistatina C no plasma (ou no soro) é independente do sexo, peso, infeção, factores nutricionais e doença hepática, mas alguns autores sugerem uma ligação com a idade. [1415]Foi referido que o aumento dos níveis de cistatina C se acentua a partir dos 50 anos e que o IMC, a diabetes e a inflamação podem influenciar os níveis de

cistatina C independentemente da função renal .

[16][17]Estudos clínicos demonstraram que a cistatina C sérica pode prever as fases iniciais do prognóstico da nefropatia diabética (ND) e está envolvida no mecanismo da degenerescência macular relacionada com a idade (DMRI) . [18]Níveis séricos elevados de cistatina C também têm sido associados à pré-diabetes . [19]Um estudo clínico recente realizado na China mostrou que níveis elevados de cistatina C estavam associados à gravidade da RD e constituíam um fator de risco independente para a RD, juntamente com a duração da diabetes e os níveis de HbA1c . A cistatina C sérica poderia, por conseguinte, ser um biomarcador útil do risco acrescido de RD em pessoas com diabetes mellitus tipo 2 (DM2).

Entre vários marcadores de inflamação, a proteína C-reactiva altamente sensível (PCR-hs) revelou-se significativa nas pessoas com diabetes. Trata-se de uma proteína de reação de fase aguda, que se encontra acentuadamente aumentada tanto nas doenças inflamatórias como nas infecciosas. Desempenha também um papel particular na imunidade inata. [20]O aumento da atividade inflamatória na retinopatia diabética, reflectida por níveis significativamente mais elevados de hs-CRP, está associado à disfunção endotelial . [21]Além disso, a hs-CRP também se revelou positiva em doentes com degenerescência macular.

A homocisteína (Hcy) é um aminoácido com enxofre resultante da desmetilação da metionina. [22, 23]Vários estudos demonstraram uma relação entre os níveis de Hcy no sangue e a prevalência da RD, nomeadamente da RDP. A RD é também mais frequente nos diabéticos que sofrem de hiperhomocisteinemia. [24]Por conseguinte, a concentração plasmática total de Hcy poderia ser um biomarcador útil de um risco acrescido de RD em doentes com DMT2, independentemente de outros factores de risco.

A patogénese da retinopatia diabética é um processo complexo de etiologia multifatorial, em que factores genéticos, ambientais e imunológicos actuam em sinergia.

Para fazer face ao peso esmagador das complicações associadas à retinopatia diabética, dediquei a maior parte da minha tese a explicar a etiologia, a patogénese, a classificação, os factores de risco, a avaliação e o tratamento da RD e, consequentemente, a analisar vários biomarcadores, como a cistatina C, a proteína C-reactiva altamente sensível (PCR-hs) e a homocisteína (Hcy), que oferecem uma perspetiva promissora para o rastreio e a previsão da RD, e, consequentemente, a analisar os vários biomarcadores, como a cistatina C, a proteína C-reactiva altamente sensível (hs-CRP) e a homocisteína (Hcy), que oferecem possibilidades promissoras de rastreio e de previsão da progressão da RD.

TERCEIRO CICLO : SUMON RAHMAN CHOWDHURY

TUTOR : DR. SUN LEI

ESPECIALIDADE: MEDICINA INTERNA (ENDOCRINOLOGIA)

Resumo em inglês

Antecedentes: O objetivo deste estudo foi examinar os níveis séricos de cistatina C, proteína C-reactiva e homocisteína (Hcy) na retinopatia diabética (RD) em doentes com diabetes mellitus tipo 2 e clarificar o seu significado prognóstico clínico.

Métodos: Os níveis séricos de cistatina C, proteína C reactiva e homocisteína (Hcy) foram medidos em 485 doentes com diabetes tipo 2, utilizando um método imunoturbidimétrico de alta sensibilidade reforçado com látex. A diabetes mellitus tipo 2 (DM2) foi diagnosticada de acordo com os critérios da Organização Mundial de Saúde de 1999 e as normas da Associação Americana de Diabetes de 2012. Todos os doentes foram submetidos a uma colheita de sangue venoso após um jejum noturno. Todos os participantes foram submetidos a uma angiografia fluoresceínica do fundo do olho (AFF) efectuada por oftalmologistas. A degenerescência macular relacionada com a diabetes (DMRI) foi diagnosticada por AFF e tomografia de coerência ótica (OCT). Os doentes foram divididos em quatro grupos. Grupo 1 Sem retinopatia diabética (NDR) e sem DMRI (n=60, idade 55,1±9,11); grupo 2 Retinopatia diabética não-proliferativa (NPDR) (n=180, idade 56,7±6,21); grupo 3 Retinopatia diabética proliferativa (PDR) (n=160, idade 57,1±10,07) e grupo 4 DMRI (n=85, sem pacientes com NPDR ou PDR, idade 55,9±6,27).

Resultados: Os níveis séricos de Cys C, hs-CRP e Hcy diferiram significativamente entre os respectivos grupos. Os níveis séricos de Cys C foram mais elevados nos grupos PDR e AMD do que nos grupos de controlo (p<0,01) e NPDR (p<0,01 e p<0,05, respetivamente). Os níveis séricos de hs-CRP foram mais elevados nos grupos PDR e AMD do que nos grupos controlo (p<0,01) e NPDR (p<0,05, p<0,01), respetivamente, e os níveis séricos de Hcy foram mais elevados nos grupos PDR e AMD do que nos grupos controlo (p<0,01) e NPDR (p<0,01), respetivamente.

Conclusão: Acreditamos que os níveis séricos de cistatina C, proteína C-reactiva e homocisteína (Hcy) desempenham um papel importante no impacto clínico da retinopatia diabética (RD) em doentes com diabetes mellitus tipo 2.

Palavras-chave: retinopatia diabética; cistatina C; homocisteína; PCR-us; DMT2

ÍNDICE DE ABREVIATURAS E ACRÓNIMOS

Abreviaturas	Detalhes
ACORDO	acções de controlo dos riscos cardiovasculares Estudo sobre a diabetes
ACE	Enzima de conversão da angiotensina
ACG	Glaucoma de ângulo fechado (glaucoma)
ADA	Associação Americana de Diabetes
AVANÇO	Efeito na diabetes e nas doenças vasculares : Preterax e Diamicron controlados por RM Avaliação
BDR	Antecedentes da retinopatia diabética
IMC	Índice de massa corporal
CSMO	Edema macular clinicamente significativo
DCCT	Estudo sobre o controlo e as complicações da diabetes
DR	Retinopatia diabética
DRCRN	Investigação clínica sobre a retinopatia diabética Rede
DRS	Estudo sobre a retinopatia diabética
DVRS	Estudo sobre a vitrectomia na retinopatia diabética
ETDRS	Estudo sobre o tratamento precoce da retinopatia diabética
HDL	Lipoproteína de alta densidade
LIO	Lentes intra-oculares com fixação da íris
IRMA	Anomalias microvasculares intrarretinianas

IVC	Corticosteróides intravítreos
MESA	Estudo multiétnico da aterosclerose
MO	Edema macular
NPDR	Retinopatia diabética não proliferativa
NVD	Neovascularização do disco intervertebral
NVE	Neovascularização noutro local
NICE	Instituto Nacional de Excelência Clínica
PDR	Retinopatia diabética proliferativa
PPDR	Retinopatia diabética pré-proliferativa
GWP	Fotocoagulação panretiniana
SINAL	Rede escocesa de directrizes intercolegiais
SiMES	Estudo oftalmológico da Malaia de Singapura
DM1	Diabetes mellitus tipo 1
DMT2	Diabetes mellitus tipo 2
UKPDS	Estudo prospetivo sobre a diabetes no Reino Unido
VEGF	Fator de crescimento endotelial vascular
WESDR	Estudo epidemiológico dos diabéticos no Wisconsin Retinopatia
OMS	Organização Mundial de Saúde

Introdução geral

Uma perspetiva histórica da retinopatia diabética

[25]Em 1877, Mackenzie e Nettleship observaram aneurismas capilares num dos primeiros relatórios patológicos sobre a retinopatia diabética (RD). Em 1900, a esperança média de vida era de 48,5 anos para os homens e de 52,4 anos para as mulheres, tendo aumentado no século seguinte para 76,0 anos para os homens e 80,6 anos para as mulheres. Em 1921, Banting e Best descobriram a insulina no laboratório do Dr. J. MacLeod. Em 1923, Banting e MacLeod foram galardoados com o Prémio Nobel da Medicina. [26]Em 1943, Ballantyne e Loewenstein descobriram numerosos aneurismas capilares através do exame de retinas planas e não coradas e cunharam pela primeira vez o termo "retinopatia diabética". [27]Em 1953, Ashton descreveu alterações nas arteríolas na RD, que examinou em retinas removidas post-mortem.

O olho normal

O olho é um corpo aproximadamente esférico cuja superfície mais interna, a retina, contém células fotorreceptoras especializadas.

A fóvea central é mais fina e não tem fornecimento de sangue; a maior parte do seu sangue é fornecido por difusão a partir de capilares na camada vascular mais interna da coroide subjacente, através do contacto com o epitélio pigmentar da retina.

A maior parte da retina é fornecida com oxigénio pela circulação vascular da retina. Os vasos sanguíneos da retina têm ligações estreitas entre as células vizinhas, o que mantém a barreira hemato-retiniana.

[28]As células da circulação coroidal possuem pequenos espaços (fenestrações) entre as células das paredes dos pequenos vasos coroidais, que permitem o transporte de nutrientes vitais e outras pequenas moléculas, contribuindo assim para a nutrição e oxigenação da fóvea pelo epitélio pigmentar da retina .

Fisiopatologia(Apêndice 1)

Espessamento da membrana basal

[29]Um sinal histopatológico precoce da RD é o espessamento da membrana basal.

perda de pericitos

[30]A perda de pericitos, que são sensíveis a concentrações elevadas de glucose e sujeitos a apoptose, é um evento precoce e decisivo na RD. A perda de células endoteliais capilares da retina segue de perto a perda de pericitos com a formação de capilares acelulares.

Aumento da permeabilidade capilar

As células endoteliais formam uma camada contínua, sendo cada célula fundida com as células vizinhas por junções apertadas que mantêm a barreira sanguínea interna da retina. [31]Também se observam fugas focais na vizinhança dos microaneurismas, mas isto deve-se provavelmente a danos locais nas células endoteliais provocados por mediadores inflamatórios libertados por leucócitos aderentes.

Micro-aneurismas

Os microaneurismas são a marca registada da doença microvascular da retina em doentes com diabetes. [32]Foi colocada a hipótese de os microaneurismas serem dilatações assimétricas da parede capilar, enfraquecidas ou danificadas pela perda de pericitos de suporte e por um aumento local da pressão hidrostática. [32]Numa fase inicial, os microaneurismas podem ser infiltrados por um grande número de células monocíticas e polimorfonucleares.

Morte do músculo liso

[33]Na retina humana diabética, foi observada a morte progressiva de células musculares lisas vasculares nas artérias e arteríolas da retina.

Enfraquecimento dos capilares

A obstrução crescente dos capilares pode estar associada ao aparecimento de anomalias microvasculares intrarretinianas (IRMA). [33]Estas estruturas contêm um grande número de células do tipo endotelial e aparecem em associação com capilares acelulares perto do lado arterial da circulação.

Fluxo sanguíneo na retina

[34]A maioria dos estudos clínicos hemodinâmicos na diabetes conclui que o aumento do fluxo sanguíneo e a diminuição da autorregulação são características da RD. [35]A dilatação persistente das arteríolas da retina é um fenómeno bem conhecido na diabetes. [36][37]À medida que a RD progride, desenvolvem-se áreas cada vez maiores e mais extensas de isquémia da retina, causadas por oclusões capilares e coagulação intravascular, que, segundo alguns estudos, são exacerbadas pelo aumento da adesividade plaquetária, mas não noutros.

Patogénese da RD

A patogénese da RD é um processo complexo e multifatorial no qual estão envolvidos numerosos mecanismos.[38] A hiperglicemia crónica conduz a danos vasculares, fugas, edema, espessamento da membrana basal capilar, neovascularização, hemorragia e, finalmente, isquemia.[39] O aumento da agregação dos eritrócitos, a redução da deformabilidade dos glóbulos vermelhos, o aumento da agregação e adesão das plaquetas resultam numa circulação mais lenta e na isquémia da retina. A oclusão dos capilares da retina e a hipóxia desencadeiam a produção de factores vasoproliferativos que estimulam a neovascularização.[40] Estes novos vasos são tão frágeis que podem romper-se à mais pequena tração, provocando uma hemorragia vítrea. A saída de líquido e de proteínas dos vasos retinianos manifesta-se por espessamento e exsudado da retina. Se a mácula for afetada, surge o edema macular **(Anexo 1)**.

Sinais de retinopatia diabética

Microaneurismas e hemorragias da retina

As lesões descritas no Early Treatment Diabetic Retinopathy Study (ETDRS) como determinantes para a progressão da RD são as seguintes:

- (**Microaneurismas** Apêndice **2)** - um microaneurisma é definido como uma mancha vermelha < 125 μ m (largura aproximada da veia na borda do disco) com bordas afiadas.
- **Pequenas hemorragias retinianas** - uma hemorragia é definida como uma mancha vermelha com bordos e/ou densidade irregulares, particularmente quando rodeia uma lesão central mais pequena, considerada um microaneurisma.
- **Hemorragia/microaneurisma (HMa)** - o ETDRS apercebeu-se de que era muito difícil distinguir entre microaneurismas e pequenas hemorragias, pelo que foi introduzido o conceito de HMa para designar uma pequena hemorragia ou microaneurisma.

Outras hemorragias retinianas importantes

- **Hemorragias de chama** - hemorragias superficiais diretamente sob a camada de fibras nervosas.
- **Hemorragias pontuais** - hemorragias mais profundas que são um sinal de isquémia na área da retina onde ocorrem.
- **Os exsudados duros (apêndice 3)** (por vezes referidos simplesmente como exsudados) são definidos como pequenos depósitos brancos ou branco-amarelados com bordos

afiados, tipicamente localizados nas camadas exteriores da retina, mas que também podem ser mais superficiais, particularmente na presença de edema da retina.

- **As manchas cottony (apêndice 5)** (denominadas exsudados moles no ETDRS, mas este termo é raramente utilizado atualmente) são áreas fofas, brancas e opacas causadas por uma acumulação de axoplasma na camada de fibras nervosas da retina, devido à oclusão arteriolar nesta área da retina, visível num angiograma de fluoresceína.
- **As anomalias microvasculares intrarretinianas (IRMA) (apêndice 7)** são definidas como segmentos de vasos intrarretinianos tortuosos de calibre variável, resultantes da reestruturação dos capilares da retina e de pequenos vasos colaterais em áreas de oclusão microvascular, sendo, por conseguinte, um sinal de isquémia da retina.

Edema macular diabético (Apêndice 4): a causa mais comum de deficiência visual em diabéticos, causada por fuga capilar focal ou extensa de micro-aneurismas.

Anomalias venosas (Anexo 6)

- **Alças venosas** - desvio abrupto e curvo de uma veia em relação ao seu curso normal.
- **Bipolaridade venosa** - no ETDRS, a bipolaridade venosa é descrita como um aumento localizado do calibre da veia, cuja gravidade depende do aumento do calibre e do comprimento da veia em causa. Está associado a isquémia da retina.

Outras alterações venosas que ocorrem na RD são as seguintes:

- Dilatação das veias ;
- Estreitamento das veias ;
- opacificação da parede da veia; e
- Exsudado perivenoso.

Anomalias arteriolares

Outras alterações arteriolares observadas na RD são as seguintes:

- Estreitamento das arteríolas ;
- opacificação das paredes arteriolares; e
- Nippling arteriovenoso.

Crescimentos fibrosos no disco intervertebral

A proliferação fibrosa do disco intervertebral (FPD) ocorre geralmente quando novos vasos se retraem para o interior do disco e se desenvolve fibrose.

Proliferação fibrosa noutro local

A proliferação fibrosa noutro local (FPE) ocorre geralmente quando os novos vasos regridem noutro local e se desenvolve fibrose.

Vasos novos em e/ou em 1 diâmetro de disco

Novos navios noutros locais

A hemorragia vítrea (HV) é uma hemorragia no gel do corpo vítreo.

As hemorragias pré-retinianas (HPR) são hemorragias em forma de barco e manchas hemorrágicas aproximadamente redondas, confluentes ou lineares, localizadas imediatamente à frente da retina ou sob a membrana limitante interna.

Maculopatia

Classificação clínica da maculopatia diabética

A maculopatia diabética pode ser dividida em focal (subdividida em exsudados focais e edema focal/multifocal), difusa e isquémica.

Fisiopatologia do edema macular

[42]O edema macular focal caracteriza-se por fugas focais de microaneurismas, frequentemente acompanhadas por lipoproteínas extravasculares num padrão circular em torno da fuga focal.

[4342]No edema macular difuso, há um colapso geral da barreira hemato-retiniana e uma fuga precoce e extensa de todo o leito capilar do pólo posterior, o que leva a uma acumulação de líquido extracelular, frequentemente acompanhada de edema macular cistoide, causado por inchaço celular. Na maculopatia isquémica, verifica-se um aumento da área avascular foveal em resultado da oclusão capilar.

Angiografia com fluoresceína

Na maculopatia diabética, a maioria das fugas ocorre durante a fase venosa do angiograma.

Tomografia de coerência ótica

A retração macular pode dever-se à contração de proliferações fibróticas, particularmente quando os novos vasos regridem após a fotocoagulação panretiniana, e também a uma hialoide posterior esticada. Se a retração macular for grave, é necessária cirurgia.

Factores de risco

Factores de risco modificáveis

Glicose no sangue(Apêndice 8)

Numerosos estudos iniciais demonstraram a ligação entre um mau controlo da glicose e uma maior progressão da RD.

[44]O estudo que confirmou que o controlo glicémico intensivo reduziu o risco de RD emergente e abrandou a progressão da RD existente em doentes com diabetes mellitus tipo 1 (DM1) é o Diabetes Control and Complications Trial (DCCT) . [45]No estudo DCCT , o agravamento precoce da RD foi observado em 13,1% dos doentes sob terapêutica intensiva na revisão de 6 e/ou 12 meses; no entanto, os benefícios a longo prazo da terapêutica intensiva com insulina ultrapassaram largamente os riscos de agravamento precoce.

[46]Também no caso da diabetes de tipo 2 (DM2), o UK Prospective Diabetes Study (UKPDS) demonstrou que o controlo glicémico intensivo em doentes com DM2 reduziu o risco de desenvolver nova RD e abrandou a progressão da RD existente.

Tensão arterial

[47, 48]O controlo da hipertensão sistémica tem demonstrado reduzir o risco de aparecimento de RD e retardar a progressão da RD existente. Níveis lipídicos

[49, 50]Há provas de que os lípidos séricos elevados estão associados a exsudados maculares e a uma perda de visão moderada; a regressão parcial dos exsudados duros pode ser possível reduzindo os níveis elevados de lípidos .

Fumar

[51][52]Existem algumas evidências de que o tabagismo pode ser um fator de risco para a progressão da RD no DM1, tal como descrito por Mühlhauser et al. e Karamanos et al. ; no entanto, no DM2 as evidências são controversas.

Factores de risco não modificáveis

Duração (apêndice 9)

[53, 54]O principal fator determinante não modificável da progressão da RD é a duração da diabetes.

Antiga

[55, 56] A relação com a idade é bastante complexa: o estudo epidemiológico de Wisconsin demonstrou que, nas pessoas cuja idade de diagnóstico era inferior a 30 anos e que tinham diabetes há 10 anos ou menos, a gravidade da retinopatia estava associada a uma idade mais elevada no momento do exame, ao passo que, quando a idade de diagnóstico era igual ou superior a 30 anos, a gravidade da retinopatia estava associada a uma idade de diagnóstico mais baixa. [57]No UKPDS , nas pessoas que já tinham retinopatia, a progressão da doença foi associada a uma idade mais avançada.

Predisposição genética

Os primeiros estudos de gémeos idênticos com diabetes indicam que existe uma prevalência familiar de RD. [58, 5960]Vários estudos sugeriram uma ligação entre a gravidade da RD e os antigénios leucocitários humanos, embora esta não tenha sido uniformemente aceite. A maioria dos genes candidatos estudados mostra pouca ou nenhuma associação com o estado da retinopatia e, nos casos em que foi estabelecida uma associação, estes resultados não foram reproduzidos em várias populações.

Etnia

[61]Emanuele et al. registaram uma maior prevalência de pontuações de RD > 40 em latino-americanos (36%) e afro-americanos (29%) do que em caucasianos de origem do norte da Europa (22%). [62]Simmons et al. compararam as diferenças étnicas na prevalência de RD em europeus, maoris e 16

Insulares do Pacífico com diabetes em Auckland, Nova Zelândia. Estes estudos mostraram que a RD moderada ou mais grave era mais comum nos polinésios do que nos europeus. Em nenhum dos estudos as diferenças puderam ser explicadas por um desequilíbrio nos factores de risco tradicionais, como a idade, a duração da diabetes diagnosticada, a HbA1c e a pressão arterial.

Classificação

[63, 64]A RD pode ser classificada por grau de gravidade com base nos resultados do ETDRS (Early Treatment Diabetic Retinopathy Study) ou da Classificação Clínica Internacional da Retinopatia Diabética ou da Escala de Gravidade da Doença do Edema Macular Diabético . **10 (Apêndice a , b, c)**

As seguintes categorias descritivas são também amplamente utilizadas na prática clínica:

1. [11)]**Retinopatia diabética de fundo (RDF)** [(anexo)]: caracterizada por manchas hemorrágicas, microaneurismas e exsudados. Em geral, são os primeiros sinais de RD.
2. [12)]**Maculopatia diabética** [(anexo)]: refere-se estritamente à presença de retinopatia na mácula, mas é geralmente reservada para alterações significativas, em particular edema e isquémia que ameaçam a visão.
3. [13)]**Retinopatia diabética pré-proliferativa (RDPP)** [(anexo)]: indica uma isquémia progressiva da retina, com um risco acrescido de progressão da neovascularização da retina, caracterizada por manchas de algodão, anomalias microvasculares intrarretinianas (IRMA) e, frequentemente, hemorragias profundas da retina.
4. [14)]**Retinopatia diabética proliferativa (PDR)** [(apêndice)], caracterizada por neovascularização na papila (NVD) e/ou novos vasos noutros locais (NVE) no fundo do olho.
5. [15)]**Doença ocular diabética avançada** [(apêndice)], caracterizada por hemorragia vítrea significativa e persistente, descolamento trabecular da retina e glaucoma neovascular.

Avaliação

O objetivo do exame clínico é determinar a presença de manifestações oculares graves de diabetes e avaliar o risco de progressão para doença visual.

Anamnese, incluindo história ocular, diabética, médica, familiar, medicamentosa e psicossocial.

Exame oftalmológico, incluindo a avaliação da acuidade visual e, se for caso disso, da visão cromática, a inspeção das estruturas externas, o campo visual em caso de confronto e os movimentos oculares,

Reacções pupilares à luz e acomodação, reflexo vermelho com um oftalmoscópio e microscopia de lâmpada de fenda do olho anterior.

Ambas as pupilas são dilatadas com tropicamida a 1% e, em muitos doentes, com fenilefrina a 2,5%.

[16, 17)65]**O oftalmoscópio direto** [(apêndice)] pode ser utilizado para avaliar os sinais de RD, mas a sua sensibilidade e especificidade para detetar a RD que ameaça a visão são limitadas.

[18)]**A biomicroscopia** com lâmpada **de fenda** [(apêndice)] com uma lente convergente oferece uma visão mais ampla do interior do olho. [66]A sua sensibilidade e especificidade são de 80% e 95%, respetivamente.

A oftalmoscopia indireta binocular é útil para avaliar o segmento posterior e a periferia da retina. [28]Permite a observação de uma área mais vasta do que a biomicroscopia com lâmpada de fenda, mas a visão é menos ampliada.

[19)]**A fotografia da retina** [(apêndice]) é muito útil para detetar a RD. [67]Quando utilizada por uma pessoa treinada, a sensibilidade é de 61-90% e a especificidade de 85-97% para a deteção de RD.

[68]**O Doppler a cores** é um exame não invasivo que mede a velocidade do fluxo sanguíneo nas artérias e veias orbitais.

[69]**Fotografias monocromáticas do fundo do olho de alta qualidade, sem vermelho,** que reconhecem as diferentes fases da retinopatia diabética.

[70]**A fotografia estereoscópica do fundo do olho** é o principal método de rastreio para determinar a gravidade da retinopatia diabética.

[20)]**A angiografia fluoresceínica** [(apêndice]) é utilizada para planear o tratamento da RD. [71]É administrada fluoresceína de sódio por via intravenosa, seguida de uma fotografia da retina.

A tomografia de coerência ótica (OCT) é uma técnica de imagiologia em que as ondas ópticas reflectidas são interpretadas através de interferometria. [28]As imagens OCT podem ser representadas como imagens de secções transversais ou como mapas topográficos.

[28]**A ultrassonografia B** utiliza ultra-sons de alta frequência para examinar a densidade e a extensão da hemorragia vítrea e a presença ou ausência de descolamento da retina quando a visão da retina está obstruída.

A perimetria é a medição sistemática de diferentes sensibilidades à luz no campo visual, através da identificação de alvos de teste contra um fundo definido, a fim de mapear e quantificar o campo visual. [28]Normalmente, cada olho é testado de forma independente, mas também são efectuados testes binoculares para avaliar o campo visual.

Gestão multidisciplinar

É muito importante que o oftalmologista esteja familiarizado com o controlo dos factores de risco de cada doente e que tenha uma boa comunicação com o diabetologista ou o médico de clínica geral responsável por este aspeto do tratamento do doente.

Frequência dos exames oftalmológicos

Os doentes com DM1 devem efetuar o seu primeiro exame oftalmológico no prazo de 3 a 5 anos após o início da diabetes, mas não antes dos 10 anos de idade.

As pessoas com DMT2 devem ser examinadas aquando do diagnóstico. Um exame oftalmológico subsequente deve ser efectuado todos os anos, tanto para a DM1 como para a DM2.

Se o exame oftalmológico inicial for normal, podem ser efectuados exames menos frequentes, ao passo que se a retinopatia progredir, são necessários controlos mais frequentes.

As mulheres grávidas que já têm diabetes devem fazer um exame oftalmológico durante o primeiro trimestre, enquanto as mulheres grávidas com diabetes gestacional não precisam necessariamente de fazer um exame oftalmológico precoce, uma vez que têm um risco reduzido.

[55]Os doentes com MO, NPDR ou PDR devem ser encaminhados com urgência para o oftalmologista.

Prevenção

Controlo dos níveis de açúcar no sangue

Um bom controlo glicémico reduz a incidência de RD e a sua progressão em doentes com DM1 ou DM2.

[7272, 73]O DCCT e o UKPDS mostraram que um controlo glicémico rigoroso (HbAIC <7%) reduziu o risco de desenvolvimento e progressão da RD em DM1 ou DM2, respetivamente, e que, por cada 1% de redução da HbA1C, o risco de retinopatia foi reduzido em 30-40%.

Controlo da tensão arterial

[74]Um bom controlo da pressão arterial reduz o risco de hemorragia vítrea e atrasa a progressão da RD.

[75]Há provas de que uma tensão arterial inferior a 140/80 é importante para a prevenção da RD, mas não há provas suficientes para recomendar um agente anti-hipertensor específico.

O estudo UKPDS mostrou que os doentes no grupo de pressão arterial mais baixa tiveram uma redução de 24% nos parâmetros relacionados com a diabetes e uma redução de 47% no agravamento significativo da retinopatia. [76]A pressão arterial diastólica pode ser um melhor fator de previsão da progressão da RD do que a pressão arterial sistólica.

[77]Nos estudos ADVANCE e ACCORD, a pressão arterial alcançada <140/80 não mostrou influência nos resultados da retinopatia.

Inibidores da angiotensina

O efeito da inibição da angiotensina na prevenção da RD, independentemente dos benefícios do controlo da pressão arterial, não é claro. [78]Estudos comparativos não demonstraram que os inibidores da ECA sejam superiores a um beta-bloqueador.

Inibidores da agregação plaquetária

A isquémia contribui para as complicações oculares da diabetes, razão pela qual a utilização de agentes antiplaquetários tem sido estudada como uma possível estratégia de tratamento, bem como do ponto de vista da segurança.

[79]Não foi demonstrado que a aspirina tenha um efeito positivo no desenvolvimento ou progressão da retinopatia proliferativa, da hemorragia vítrea ou da perda de visão.

Tratamento

Terapia de fotocoagulação

[80-82]É o tratamento mais importante para preservar a visão e reduz o risco de perda de visão em 50% se for efectuado no momento certo e com a técnica correcta.

Fotocoagulação panretiniana (PRP)

A fotocoagulação laser utiliza comprimentos de onda que atravessam o meio ocular e são absorvidos pelo epitélio pigmentar da retina, que constitui a base da retina transparente.

[80-83]O tratamento típico envolve 600 a 1600 queimaduras, colocadas na retina num padrão de grelha que inclui a neovascularização e exclui a cabeça do nervo ótico.

Indicações:

- Características proliferativas de alto risco.
- Rubeose da íris com ou sem glaucoma neovascular.
- EVN moderada a grave.
- Isquémia generalizada da retina.
- Se a PDR se desenvolver durante a gravidez.
- Quando a retinopatia pré-proliferativa se desenvolve no segundo olho de um doente com DM1 com RDP grave no outro olho.

[39]**Complicações :**

- Dor durante o tratamento.
- Aumento transitório da pressão intraocular.
- Abrasão da córnea.
- Midríase devido a lesões nos nervos do trato uveal.
- MO e perda de acuidade visual.
- Degradação do campo visual.
- Perda de adaptação à escuridão.
- Descolamento ou hemorragia da coroideia (Raro).
- Descolamento exsudativo da retina.

- Neovascularização sub-retiniana.
- Hemorragia vítrea.
- Opacidade da lente.
- Oclusões vasculares.

Prova

[40]A eficácia do PRP foi demonstrada no estudo DRS, que revelou uma redução de 50% na perda de visão intensa ao longo de 5 anos em doentes com PDR .

[84]O ETDRS mostrou uma redução de 50% no risco de progressão para SDR de alto risco quando o PRP foi utilizado mais cedo. [85]Mostrou também que a CSME reduziu o risco de perda de visão intermédia em 50%.

[86]O DRCRN demonstrou que cerca de 30% dos doentes tratados com laser macular melhoraram a sua visão no prazo de dois anos.

Fotocoagulação focal [38]

A fotocoagulação focal permite fechar certos vasos sanguíneos com fugas numa pequena área da retina, geralmente perto da mácula.

As queimaduras são efectuadas em micro-aneurismas e lesões microvasculares no meio de anéis de exsudado.

O tratamento de lesões até 300 um do centro da mácula pode ser considerado se o CSMO persistir apesar do tratamento anterior e se a acuidade visual for inferior a 6/12. Nestes casos, recomenda-se um tempo de exposição mais curto, de 0,05 segundos.

Resultados

70% dos olhos atingem uma acuidade visual estável
15% registam uma melhoria
15% deterioram-se a partir daí.
Como o edema pode demorar até 4 meses a desaparecer, não se deve apressar um novo tratamento.

Factores de mau prognóstico

Os factores oculares incluem isquemia macular significativa, exsudados que envolvem a fóvea, edema macular difuso, CSMO e retinopatia grave na apresentação. Os factores sistémicos incluem hipertensão não controlada, doença renal e HbA1c elevada.

Outras terapias

A terapia não laser da PDR e da CSMO é cada vez mais utilizada em determinadas circunstâncias ou como adjuvante dos tratamentos tradicionais. A retinopatia mais avançada pode ser mediada pela ação do VEGF.

Inibidores do VEGF

Os agentes anti-VEGF são uma das opções de tratamento para a PDR e a MO, em combinação com um controlo glicémico intensivo e fotocoagulação laser.

[88]O VEGF aumenta a permeabilidade dos vasos da retina e a sua ação é mediada em parte pela proteína quinase C . A inibição do VEGF ou da proteína quinase C pode, por conseguinte, melhorar a disfunção vascular.

Os tratamentos farmacológicos mais promissores para a PDR são os inibidores anti-angiogénicos do VEGF, como o pegaptanib, o ranibizumab e o bevacizumab.

O ranibizumab é injetado no vítreo por um profissional treinado e a pressão ocular é medida durante algumas horas. [87]As injecções intravítreas mensais de ranibizumab durante um período de 24 meses mostraram uma melhoria de 15 letras nos estudos de fase 3 RISE e RIDE, com menos complicações.

[87]Os efeitos secundários incluem o descolamento da retina, um aumento temporário da pressão intraocular e, raramente, endoftalmite .

Corticosteróides intravítreos (IVC)

[88]A DVI pode ser utilizada como tratamento primário ou concomitante para melhorar a acuidade visual e reduzir a CSMO, particularmente em doentes com doença avançada. O efeito máximo ocorre aproximadamente uma semana após o tratamento, mas pode durar até seis meses.

[88]Uma comparação do efeito do laser focal e do VIC para o tratamento da OM mostrou que o VIC era mais eficaz, mas após 3 anos de seguimento, o laser focal era mais eficaz na melhoria da acuidade visual e na redução da OM .

[93]O acetonido de fluocinolona, utilizado como implante intravítreo, tem um efeito anti-VEGF e anti-inflamatório. No entanto, a sua utilização no tratamento da espondilite anquilosante crónica que não responde adequadamente ao tratamento padrão não é atualmente recomendada nas orientações do NICE.

[88]As complicações incluem o aumento da formação de cataratas e da pressão intraocular .

Fibrato

[76]Investigações recentes sobre o papel dos fenofibratos no estudo oftalmológico ACCORD e no estudo FIELD demonstraram que estes novos agentes podem ser utilizados para prevenir a retinopatia diabética.

Vitrectomia

Os principais objectivos da vitrectomia são eliminar as opacidades mediais, como a hemorragia vítrea ou a catarata, aliviar o corpo vítreo e assegurar a remoção adequada da retina através de uma fotocoagulação final eficaz.

Indicações[89]

- Descolamento de retina por tração envolvendo a fóvea.
- Hemorragia vítrea.
- Tração tangencial da mácula que leva à perda de visão.
- Descolamento combinado traccional-regmatogénico da retina.
- Perda de visão devido a uma membrana epiretiniana ou opacidade da superfície posterior do vítreo.
- Neovascularização progressiva que não responde à fotocoagulação.

Complicações[90]

- Defeitos da córnea.
- Formação de cataratas.
- Hemorragia.
- Descolamento da retina.
- Endoftalmite.
- Neovascularização da íris e do ângulo iridocorneano.

Hora da vitrectomia

De acordo com o DVRS, a vitrectomia é recomendada se a hemorragia vítrea não desaparecer no prazo de seis meses. [91, 92]A vitrectomia precoce (<6 meses) pode resultar numa recuperação ligeiramente melhor em doentes com DMT1 .

Conclusão

A retinopatia diabética continua a ser a causa mais comum de cegueira. Como diabetologista, defendo um rastreio adequado, um bom controlo do açúcar no sangue e da pressão arterial e o encaminhamento precoce para um oftalmologista, a fim de evitar a perda grave da visão em muitos doentes através de tratamentos cirúrgicos e farmacológicos. Deve ser concebida uma estratégia de tratamento adaptada a cada doente para maximizar a preservação da visão e minimizar os efeitos secundários, com base nos sintomas individuais e na evolução da doença de cada doente.

biomarcadores ou marcadores de risco para a retinopatia diabética

Para além dos factores de risco tradicionais que contribuem para a retinopatia diabética, tais como a hiperglicemia, a hipertensão arterial, a duração da doença, a hiperlipidemia, a nefropatia, a gravidade da retinopatia inicial, a gravidez e o tabagismo, alguns outros marcadores de risco revelaram-se decisivos para prever e acompanhar a evolução clínica da doença. Estes biomarcadores ou marcadores de risco são apresentados de seguida:

Cistatina C

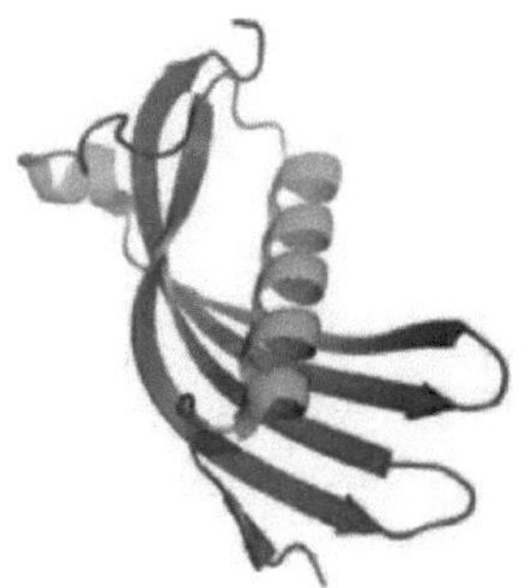

[93]A cistatina C (anteriormente conhecida como traço gama, pós-gama-globulina ou polipéptido básico neuroendócrino) é uma proteína codificada pelo gene CST3 que foi recentemente utilizada como biomarcador da função renal. Estudos recentes centraram-se também na sua relação com a previsão do aparecimento ou agravamento de doenças cardiovasculares e na sua associação com a doença de Alzheimer. Nos seres humanos, a cistatina C é constituída por uma cadeia de 120 aminoácidos e está presente em quase todos

os tecidos e fluidos corporais.

É um potente inibidor das proteinases lisossomais e das cisteíno-proteases, e pertence à família do gene da cistatina tipo 2.

Na medicina, desempenha um papel múltiplo na deteção e previsão do aparecimento de várias doenças.

Papel na função renal

Devido ao seu baixo peso molecular (13 kD), a cistatina C é eliminada com relativa facilidade da corrente sanguínea por filtração glomerular nos rins. Os níveis de cistatina C aumentam em proporção à diminuição da função renal e da TFG. [94]Por conseguinte, é uma medida mais exacta da função renal do que a creatinina sérica. [95-97]Este facto foi demonstrado em vários estudos transversais, mas não foi validado em estudos longitudinais. Em comparação com a creatinina, os níveis de cistatina C são independentes da idade, raça, género e massa muscular. Por conseguinte, foi proposto que a cistatina C pode prever o risco de desenvolvimento de DRC ou, mais precisamente, que pode prever o estado de disfunção renal pré-clínica.[98]

[99]A cistatina C foi também referida como um marcador da função renal aquando do ajuste das doses de medicamentos. [100, 101102-104 105]Está também alterada em doentes com cancro, disfunção da tiroide e terapêutica com glucocorticóides em determinadas situações. [106]Os níveis de PCR e o consumo de tabaco parecem também influenciar os níveis de cistatina C.

Doenças cardiovasculares e morte

[107108]A cistatina C também apresenta uma associação positiva com a mortalidade por doenças cardiovasculares e a mortalidade total em doentes com DRC e também foi utilizada para prever a morte cardiovascular, o enfarte do miocárdio e o acidente vascular cerebral num estudo prospetivo. [109]Num estudo de acompanhamento de doentes com síndrome coronária aguda, a cistatina C sérica foi associada à mortalidade total, a eventos cardiovasculares e à insuficiência cardíaca. [2110]Em seguida, num estudo de uma população adulta sem proteinúria e com uma TFG > 60 ml/min/1,73 m, a cistatina C sérica foi associada a um aumento da incidência de eventos cardiovasculares. Por conseguinte, a cistatina C também demonstrou aumentar o risco de eventos cardiovasculares, independentemente da função renal.

Doenças neurológicas

[111]As mutações no gene da cistatina 3 foram atribuídas ao tipo islandês de angiopatia

amiloide cerebral, que predispõe a hemorragia intracerebral, acidente vascular cerebral e demência. A doença é transmitida de forma dominante.

[112]Recentemente, a cistatina C também tem sido alvo da doença de Alzheimer, uma vez que se liga favoravelmente ao amiloide B, reduzindo a sua agregação e deposição. [113114]Consequentemente, a cistatina C também se encontra elevada em doentes com doença de Alzheimer e a evidência geral aponta para um papel favorável do gene CST3 na suscetibilidade à doença de Alzheimer.

Outros papéis possíveis

[115, 116]Alguns estudos especularam sobre o papel da cistatina C nas lesões ateroscleróticas e aneurismáticas da aorta, tendo-se verificado que os níveis estão reduzidos nestes indivíduos. [117, 118]A cistatina C também tem sido considerada em vários estudos genéticos e de prognóstico.

[119, 120]Recentemente, a cistatina C ou o gene CST3 foi considerado pelo seu papel global na degenerescência macular relacionada com a idade. [121, 122]A cistatina C foi também estudada como marcador de cancro em vários estudos de prognóstico.

Valores de referência para a cistatina C

Os valores de referência para a cistatina C variam em muitos grupos populacionais e consoante o sexo e a idade. O US National Health and Nutrition Examination Survey estabeleceu um valor de referência entre 0,57 e 1,12 mg/dl. [123]Além disso, o valor de referência foi fixado em 0,60-1,11 para os homens e 0,55-1,18 para as mulheres.

Biologia molecular da cistatina C

O gene CST3 está localizado no locus da cistatina e compreende 3 exões com um comprimento de 4,3 pares de quilobases. Codifica o inibidor extracelular de cisteína proteases mais difundido. Encontra-se em concentrações elevadas nos fluidos biológicos e é expresso em praticamente todos os órgãos do corpo (o CST3 é um gene de manutenção). As concentrações mais elevadas encontram-se no sémen, seguidas do leite materno, das lágrimas e da saliva.

A cistatina C é uma proteína básica não glicosilada (ponto isoelétrico a pH 9,3). A estrutura cristalina da cistatina C caracteriza-se por uma hélice alfa curta e uma hélice alfa longa que cobrem uma grande folha beta antiparalela de cinco cadeias. [124]Tal como outras cistatinas do tipo 2, possui duas ligações dissulfureto.

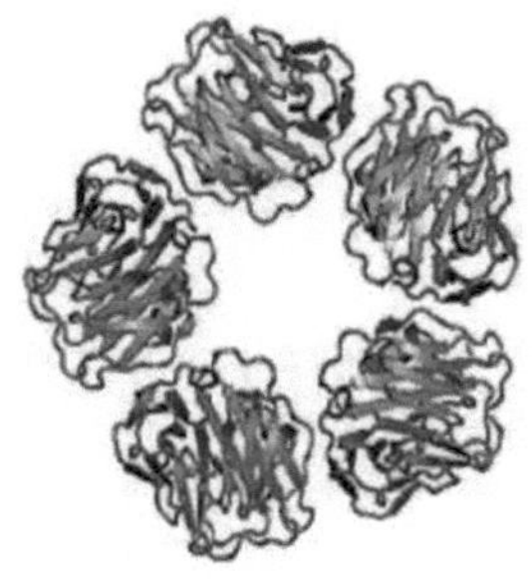

Proteína C-reactiva altamente sensível (hs-CRP)

A proteína C-reactiva é uma proteína pentamérica em forma de anel cujo nível plasmático aumenta em resposta à inflamação. [125]É considerada uma proteína de fase aguda que aumenta após a secreção de interleucina-6 por macrófagos e linfócitos T e ativa o sistema do complemento ligando-se à lisofosfatidilcolina, que é expressa na superfície de células mortas ou moribundas. [20126]A PCR é sintetizada principalmente no fígado e segregada em resposta a factores libertados por macrófagos e adipócitos.

Significado clínico da PCR

A PCR é utilizada clinicamente como um marcador de inflamação. A medição dos níveis de PCR poderia, por conseguinte, revelar-se útil para determinar a progressão das doenças e a eficácia dos tratamentos.

A PCR altamente sensível (PCR-us) é medida principalmente por nefelometria a laser. [127]A concentração normal no soro humano saudável situa-se entre 5 e 10 mg/L e aumenta com a idade. [128]Observam-se níveis mais elevados em mulheres no final da gravidez, inflamação ligeira e infecções virais (10-40 mg/L), inflamação ativa, infecções bacterianas (40-200 mg/L), infecções bacterianas graves e queimaduras (>200 mg/L).

[129]A PCR é um indicador mais sensível e exato da resposta de fase aguda do que a VHS e, enquanto a VHS permanece normal, os níveis séricos elevados de PCR em resposta ao tratamento também diminuem mais rapidamente do que a VHS. Doença cardiovascular

[130, 131]Vários estudos indicaram que uma PCR elevada aumenta o risco de diabetes, hipertensão e doenças cardiovasculares. [132]Estudos em animais mostraram que a PCR exacerba a necrose isquémica através da ativação do complemento, e a inibição da PCR poderia tornar-se uma estratégia de tratamento segura e eficaz para o enfarte do miocárdio e cerebral. No entanto, estes estudos não foram validados em ensaios humanos.

Fibrose e inflamação

[133129]Níveis elevados de PCR podem contribuir para o AVC, o enfarte do miocárdio e a DAP grave, sendo também observados em várias doenças inflamatórias, como a doença de Crohn e a colite ulcerosa. A PCR é também um fator de risco independente para a doença aterosclerótica.

Apneia obstrutiva do sono (AOS)

[134]Os doentes com níveis elevados de PCR e IL-6 apresentaram uma correlação positiva e linear nos doentes com AOS e corresponderam à gravidade do seu índice de apneia-hipopneia em comparação com os controlos obesos.

Retinopatia diabética

[135]O estudo Hoorn mostrou que níveis mais elevados de PCR estão associados à prevalência de RD. [136]Outros estudos prospectivos que examinaram os biomarcadores inflamatórios e o risco de RD no estudo DCCT mostraram que níveis crescentes de PCR-us estavam associados a um maior risco de ocorrência de edema macular clinicamente significativo e ao desenvolvimento de exsudados maculares duros.

Homocisteína

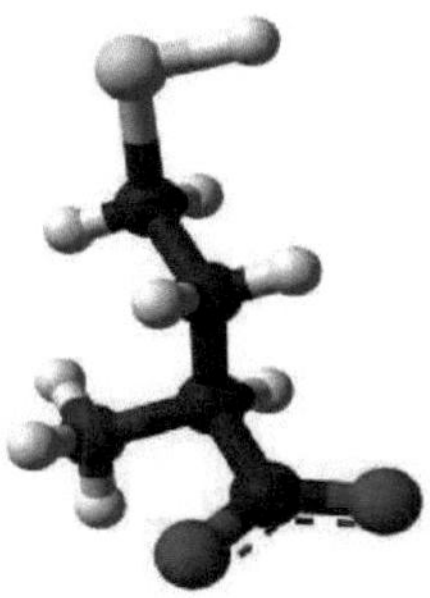

A homocisteína (Hcy) é um aminoácido com enxofre que resulta da desmetilação da metionina com a ajuda de determinadas vitaminas B. A homocisteína é um aminoácido com enxofre produzido pelo organismo humano. [137]Comparativamente à população em geral, os idosos são mais susceptíveis de apresentar níveis elevados de homocisteína .

Doenças cardiovasculares

[138, 139]Investigações recentes demonstraram que níveis elevados de homocisteína ou hiper-homocisteinemia são um fator de risco independente para as doenças cardiovasculares, tendo em conta os factores de risco CV. Isto pode dever-se a danos nas células endoteliais e às consequências subsequentes de inflamação, aterogénese e danos celulares isquémicos.

Doença renal

[140]A hiper-homocisteinemia é também considerada um fator de risco para a microalbuminúria, independentemente de outros factores de risco para a doença renal, como a DM, a HTN, a ingestão de proteínas e a função renal.

Retinopatia diabética

[23, 24]A homocisteína plasmática e a sua prevalência na RD foram demonstradas em vários estudos. [141] [142]Foi também proposta como um biomarcador e preditor útil em doentes com DM2 com RD e como um fator de risco para complicações em doentes com DM1. [143]Um nível elevado de Hcy (>15 |immol/l) está também associado a um risco acrescido de retinopatia proliferativa.

Materiais e métodos

População e conceção do estudo

Um total de 485 pacientes com diabetes tipo 2 foram sucessivamente recrutados no Hospital Qilu da Universidade de Shandong entre janeiro de 2010 e dezembro de 2014. O protocolo do estudo foi aprovado pelos comités de ética em investigação humana do Hospital Qilu da Universidade de Shandong e cumpriu os princípios da Declaração de Helsínquia. Foi obtido o consentimento escrito de todos os participantes.

Foram excluídos os seguintes doentes: 1) doentes com diabetes mellitus tipo 1 ou tipos específicos de diabetes mellitus; 2) doentes com complicações agudas da diabetes; 3) doentes com diagnóstico de nefropatia diabética ou nefropatia secundária a glomerulonefrite aguda; 4) doentes com diagnóstico de nefropatia diabética. DM2 complicada por infecções e outras doenças sistémicas susceptíveis de influenciar os resultados dos testes, tais como lúpus eritematoso sistémico, artrite reumatoide, nefropatia diabética, presença de perturbações psicológicas ou neurológicas; 5: Glaucoma, uveíte, degenerescência pigmentar, tumor e degenerescência macular húmida relacionada com a idade.

Procedimento de estudo

Foram efectuados exames sistémicos e oculares normalizados, questionários e análises sanguíneas a todos os participantes. Um questionário detalhado do investigador recolheu dados relevantes sobre a idade e a duração da diabetes em todos os participantes. A diabetes mellitus tipo 2 (DM2) foi diagnosticada de acordo com os critérios da Organização Mundial de Saúde de 1999 e as normas da Associação Americana de Diabetes de 2012.

A tensão arterial foi medida utilizando um monitor digital automático de tensão arterial depois de os participantes se terem sentado durante pelo menos 5 minutos. A hipertensão arterial foi definida como uma pressão arterial sistólica (PAS) >140 mmHg ou uma pressão arterial diastólica (PAD) >90 mmHg, ou como hipertensão diagnosticada por um médico nas suas próprias palavras. As medições antropométricas, incluindo o peso, a altura e as circunferências da cintura e da anca, foram efectuadas segundo procedimentos normalizados. O índice de massa corporal (IMC) foi calculado através da seguinte fórmula: Peso (kg)/Altura (m2).

Foi colhido sangue venoso de todos os doentes após jejum noturno. A concentração de cistatina C foi determinada por imunonefelometria reforçada por partículas utilizando o kit N-Latex-Cistatina C (Dade Behring, Marburg, Alemanha) e expressa em mg/L. A concentração de cistatina C foi medida com um medidor de hemoglobina. hsCRP no soro

foram medidos utilizando um ensaio imunonefelométrico com látex. O limite de deteção deste ensaio foi de 0,17 mg/L. Os valores de homocisteína (Hcy) e de hemoglobina glicosilada (HbA1C) foram determinados utilizando um cromatógrafo líquido de alta resolução de troca iónica (HPLC) e expressos em iimol/l e percentagem (%), respetivamente. A glucose plasmática em jejum (FPG) e a glucose plasmática pós-prandial de 2 horas (PPG) foram medidas por um método de glucose desidrogenase. O colesterol de alta densidade (HDL-c), o colesterol total (CT) e os triglicéridos séricos (TG) foram medidos enzimaticamente. Os níveis de lipoproteínas de baixa densidade (LDL) foram calculados utilizando a fórmula de Friedwald. A creatinina sérica (Cr), o azoto ureico no sangue (BUN) e o ácido úrico (UA) foram medidos por métodos laboratoriais de rotina. Foram efectuados ajustamentos específicos para a idade e o sexo no modelo multivariado e foram também tidos em conta os valores relativos à duração da diabetes, IMC, tabagismo, hipertensão, FPG, PPG, HbA1c, BUN, Cr, UA, TC, TG, HDL-C e LDL-C.

Avaliação da retinopatia

Todos os participantes foram submetidos a uma angiografia fluoresceínica do fundo do olho (AFF) efectuada por oftalmologistas. A degenerescência macular relacionada com a diabetes (DMRI) foi diagnosticada por AF e tomografia de coerência ótica (OCT). A retinopatia diabética foi classificada de acordo com a sua gravidade, com base nos resultados da Classificação Clínica Internacional da Retinopatia Diabética ou da Escala de Gravidade do Edema Macular Diabético. Os doentes foram divididos em quatro grupos. Grupo 1 Sem retinopatia diabética (RND) e sem DMRI (n=60, idade 55,1±9,11); grupo 2 Retinopatia diabética não-proliferativa (RNDP) (n=180, idade 56,7±6,21); grupo 3 Retinopatia diabética proliferativa (RDP) (n=160, idade 57,1±10,07) e grupo 4 DMRI (n=85, sem pacientes com RNDP ou RDP, idade 55,9±6,27).

Análise estatística

Todas as análises estatísticas foram efectuadas com o software Statistical Package for Social Sciences (SPSS) 20.0. Os dados foram expressos como média±desvio padrão (DP). A ANOVA de uma via foi utilizada para comparações entre pares de grupos. Um valor de P bicaudal <0,05 foi aceite como estatisticamente significativo.

Resultados

Um total de 485 pacientes, divididos em quatro grupos, participaram do nosso estudo. As características clínicas dos quatro grupos são apresentadas na Tabela 1. Não se registaram diferenças significativas entre os quatro grupos em termos de idade, sexo, duração da diabetes, IMC, tensão arterial, colesterol total, colesterol LDL, triglicéridos ou níveis de HbA1c.

Os níveis séricos de Cys C, hs-CRP e Hcy diferiram significativamente entre os respectivos grupos e são apresentados nas figuras abaixo.

Quadro 1: Características básicas da população do estudo

	G1	G2	G3	G4
N	60	180	160	85
IDADE	**55.1** ±**9.11**	**56.7** ±**6.21**	**57.1** ±**10.07**	**55.9** ±**6.27**
M/F	30/30	101/89	85/75	40/45
Duração da diabetes (anos)	13.1	13.7	14.5	14.1
IMC	27.1	26.5	26.1	27.0
SBP/DBP(mmHg)	135/91	142/95	145/85	150/85
Colesterol total (mmol/L)	4.97±0.89	5.33±0.67a	5,61±1,03a,b	5.41±0.93
Colesterol LDL (mmol/L)	2.95±0.81	3.31±0.77	3.61±1.01	3.44±0.70
Triglicéridos (mmol/L)	1.77±0.24	1.65±0.74	2.03±0.64	1.95±0.61
HbA1c (%)	8.1	7.9	8.2	8.0
CysC(mg/L)(0,51-1,09)	0.82±0.04	1.05±0.14	2.17±0.46	1.99±0.15
hs-CRP(mg/L)(0-8)	2.85±1.92	3.52±2.03	5.22±1.31	5.71±2.11
Hcy (^mol/L)(0- 15,0)	12.10±2.96	16.40±3.19	29.94±3.10	31.8±3.56

IMC: índice de massa corporal; PAS: pressão arterial sistólica; PAD: pressão arterial diastólica; HbA1c: hemoglobina A1c; hs-CRP: proteína C-reactiva altamente sensível; Hcy: homocisteína

Os níveis séricos de Cys C eram mais elevados nos grupos PDR e AMD do que nos grupos de controlo e NPDR.

Examinámos os níveis séricos de Cys C nos quatro grupos, utilizando um método de imunonefelometria com reforço de partículas. Não se verificaram diferenças entre o grupo NPDR e o grupo de controlo. No entanto, os níveis de Cys C foram significativamente mais elevados nos grupos PDR e AMD do que no grupo de controlo (**p<0,01). Quando comparados com o grupo NPDR, os níveis de Cys-C também se revelaram mais elevados nos grupos PDR e AMD do que no grupo NPDR (**p<0,01 e *p<0,05, respetivamente), mas não houve diferença entre os grupos PDR e AMD (p>0,05).

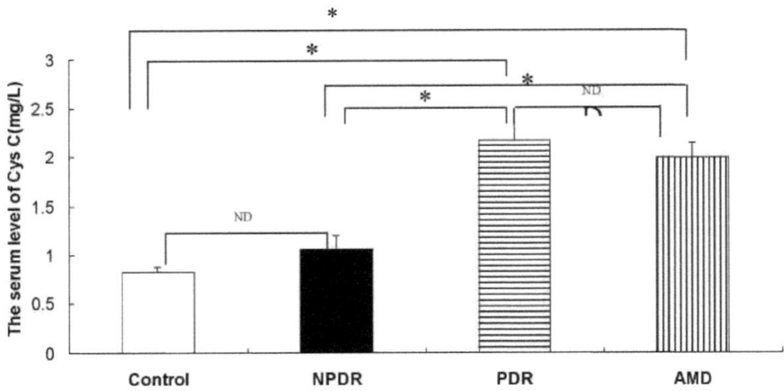

Fig. 1: Os níveis séricos de Cys C foram estudados nestes grupos. Não se verificaram diferenças entre os grupos NPDR e controlo. Os níveis de Cys C nos grupos PDR e AMD foram significativamente mais elevados do que no grupo de controlo (**p<0,01). Em comparação com o grupo NPDR, os níveis foram mais elevados nos grupos PDR e AMD (**p<0,01 e *p<0,05, respetivamente). Não houve diferença nos valores de Cys-C entre os grupos PDR e AMD (p>0,05).

Os níveis séricos de hs-CRP foram mais elevados nos grupos PDR e AMD do que nos
grupos de controlo e NPDR.

Analisámos também os níveis séricos de hs-CRP nos quatro grupos, utilizando um método imunoturbidimétrico de alta sensibilidade, reforçado com látex. Tal como nos resultados da Cys-C, não se verificaram diferenças entre os grupos NPDR e controlo. Os valores de PCR-us foram significativamente mais elevados nos grupos PDR e AMD do que no grupo de controlo (**p<0,01). Em comparação com o grupo NPDR, também verificámos que os valores de PCR-us eram mais elevados nos grupos PDR e AMD (*p<0,05 e **p<0,01, respetivamente), mas não houve diferença entre os grupos PDR e AMD (p>0,05).

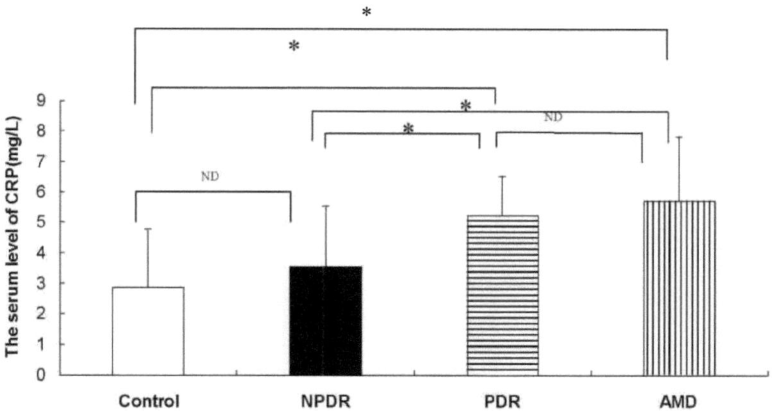

Fig. 2: Os níveis séricos de hs-CRP foram analisados nestes grupos. Não houve diferença significativa entre os grupos NPDR e controlo. Os níveis de PCR-as nos grupos RDP e DMRI foram significativamente mais elevados do que no grupo de controlo (**p<0,01). Em comparação com o grupo NPDR, também foram mais elevados nos grupos PDR e AMD (*p<0,05 e **p<0,01, respetivamente). Não houve diferença no valor da PCR-as entre os grupos RDP e DMRI (p>0,05).

Os níveis séricos de Hcy eram mais elevados no grupo PDR e AMD do que no grupo NPDR.

grupos de controlo e NPDR.

Examinámos também o nível de Hcy sérica nos quatro grupos por troca iónica e cromatografia líquida de alta eficiência (HPLC). Não encontrámos qualquer diferença entre os grupos NPDR e de controlo. Os níveis de Hcy foram significativamente mais elevados nos grupos PDR e AMD do que no grupo de controlo (**p<0,01). Quando comparados com o grupo NPDR, também verificámos que os valores de Hcy eram relativamente mais elevados no grupo PDR e AMD do que no grupo NPDR (**p<0,01), mas não houve diferença entre o grupo PDR e AMD (p>0,05).

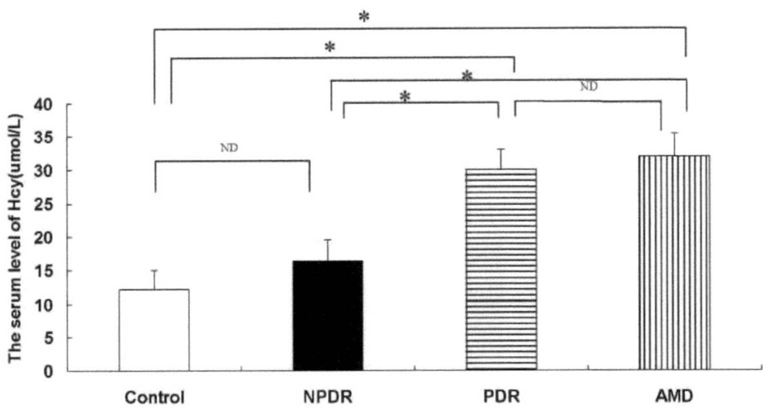

Fig. 3: Os níveis séricos de Hcy foram analisados nestes grupos. Não se verificaram diferenças entre o grupo NPDR e o grupo de controlo. Os níveis de Hcy nos grupos PDR e AMD foram significativamente mais elevados do que no grupo de controlo (**p<0,01). Em comparação com o grupo NPDR, houve um aumento significativo no grupo PDR e AMD (**p<0,01). Não houve diferença no valor de Hcy entre os grupos PDR e AMD (p>0,05).

Discussão

A importância do rastreio e da avaliação dos factores de risco

A retinopatia diabética é a complicação mais comum da diabetes e uma das principais causas de perda de visão. Os danos (maculopatia) na área da retina responsável pela visão fina e central (a mácula à volta da fóvea) são o problema mais importante nas pessoas com DMT2, embora a retinopatia clássica com novos vasos e os problemas daí resultantes também seja importante. As medidas de controlo da glicemia, da pressão arterial e dos lípidos no sangue podem ajudar a prevenir ou a atrasar o aparecimento da retinopatia e a retardar a sua progressão, mas a maioria das pessoas com retinopatia permanece assintomática até que os danos estejam avançados. A deteção precoce através de uma monitorização regular é, por conseguinte, essencial para que as pessoas com retinopatia que ameaça a visão sejam detectadas precocemente e lhes seja oferecido tratamento a laser para evitar a perda de visão.

Novas terapias para a RD

Estão a ser desenvolvidos novos tratamentos para a retinopatia, embora a fotocoagulação laser e a vitrectomia, actuais e melhoradas, continuem a ser intervenções essenciais para reduzir a perda de visão grave devida ao edema macular diabético focal e difuso e à retinopatia diabética proliferativa. Os tratamentos promissores para a retinopatia diabética incluem corticosteróides intra-oculares, inibidores da hormona do crescimento, agentes do fator de crescimento endotelial vascular e inibidores orais da proteína quinase, bloqueadores dos receptores de androgénios, medicamentos anti-inflamatórios e inibidores da leucostase, que também podem revelar-se eficazes na prevenção da retinopatia diabética precoce. [144]O tratamento combinado dirigido a diferentes alvos poderá revelar-se mais eficaz no retardamento ou na prevenção da RD.

Base de evidência para o rastreio da RD

[52, 60, 145]As directrizes para o rastreio ocular da retinopatia diabética baseiam-se numa base de evidências que remonta à década de 1970, incluindo os resultados dos estudos WESDR, DRS e ETDRS, que fornecem o enquadramento para o rastreio da retina e o tratamento com laser . O teste de rastreio "gold standard", a fotografia estereoscópica do fundo do olho com sete campos de cor, e o esquema de classificação associado foram estabelecidos por estes estudos. [146]Foi também desenvolvido um sistema de classificação internacional. [147]Nos últimos anos, a evolução tecnológica da fotografia digital tornou cada vez mais possível o registo e a transmissão de imagens, permitindo a classificação automática .

[52,148][6]A importância do rastreio das pessoas com DMT2 no momento do diagnóstico está relacionada com o facto de entre 21% e 39% já terem retinopatia e cerca de 3% terem a visão ameaçada. [149]No estudo WESDR, 1,6% das pessoas com DMT2 eram legalmente cegas. É muito pouco provável que as pessoas que não têm retinopatia na altura do diagnóstico de DMT2 venham a desenvolver uma retinopatia incapacitante para a visão. O Liverpool diabetic Eye Study (Estudo do Olho Diabético de Liverpool) relatou a incidência cumulativa num ano de RD com deficiência visual em pessoas com DM2 que não tinham RD, retinopatia de fundo ou retinopatia pré-proliferativa ligeira no início do estudo. [150]A incidência anual de retinopatia ameaçadora da visão nestes grupos foi de 0,3, 5 e 15%, respetivamente.

Existem diferentes directrizes relativamente à frequência do rastreio para pessoas em que não foi detectada retinopatia no exame inicial. [151] [152]As directrizes do NICE recomendam o rastreio anual e a ADA recomenda o rastreio inicial anual, mas também sugere que, após um ou mais exames oftalmológicos normais, podem ser considerados exames menos frequentes (a cada 2-3 anos). [153154155]As directrizes canadianas recomendam o rastreio de 1-2 em 1-2 anos, as directrizes australianas recomendam o rastreio pelo menos de 2 em 2 anos e as directrizes da SIGN recomendam o rastreio de 2 em 2 anos. As cataratas são outra causa importante de perda de visão nas pessoas com diabetes e são duas vezes mais comuns do que nas pessoas sem diabetes.

[43]A redução do risco de complicações microvasculares observada no UKPDS defende a otimização do controlo glicémico e um melhor controlo da pressão arterial. [75]O estudo ACCORD mostrou que a taxa de progressão da retinopatia diabética foi reduzida com um controlo glicémico intensivo e um tratamento combinado intensivo da dislipidemia com estatinas e fenofibrato, mas também com um controlo intensivo da pressão arterial . [156]O estudo ADVANCE relatou efeitos aditivos de um melhor controlo combinado da glicemia e da pressão arterial . [157]O estudo STENO-2 mostrou que as pessoas que receberam tratamento multifatorial intensivo tinham um risco significativamente menor de retinopatia .

[154]Por conseguinte, são essenciais procedimentos de rastreio de qualidade para assegurar a deteção precoce da retinopatia e a intervenção para evitar ou minimizar a perda de visão. Por conseguinte, o rastreio de marcadores de risco ou biomarcadores deve ser incluído no perfil de rastreio, para além das normas de rastreio de rotina da RD, a fim de assegurar a deteção precoce e deter ou atrasar a progressão da RD.

Os níveis de Cys C, hs-CRP e Hcy foram significativamente mais elevados, particularmente em doentes com retinopatia diabética avançada (PDR e AMD), sugerindo um mecanismo fisiopatológico comum que consiste numa interação entre inflamação crónica de baixo grau, danos celulares e patologia neuronal degenerativa. Isto significa também que a retinopatia diabética não é apenas uma doença vascular, mas também uma doença neurovascular.

O papel da cistatina C na RD

[158]A cistatina C é um inibidor eficaz das cisteíno-proteases lisossómicas e extracelulares e é expressa de forma consistente num grande número de células humanas, tais como células gliais, fibroblastos, células endoteliais e ilhéus pancreáticos. O epitélio pigmentar da retina (EPR), localizado na parte posterior do olho, foi identificado como um local importante para a secreção de cistatina C, tendo sido subsequentemente validado tanto a nível transcricional como proteico. [159]O EPR desempenha também um papel importante nos mecanismos da degenerescência macular.

Vários estudos examinaram o papel potencial da cistatina C na retinopatia diabética com resultados bastante convincentes. Um estudo recente realizado numa clínica terciária na China mostrou que um nível elevado de cistatina C estava direta e curiosamente ligado à gravidade da RD e podia ser utilizado como um fator de risco independente para a RD, juntamente com os factores de risco mais conhecidos, como os níveis de HbA1C e a duração da diabetes. [19]De facto, quando os níveis de cistatina C excediam 1,25 mg/dl, o risco de desenvolver RD com deficiência visual (RDVS) era 11 vezes superior. [160]Além disso, o National Health and Nutrition Examination Survey (NHANES) mostrou uma forte correlação entre a TFGe e a retinopatia diabética e concluiu que era um melhor indicador de RD do que a TFGe e a albuminúria. [161]Outro estudo transversal multicêntrico realizado em Singapura confirmou estes resultados, mostrando que níveis elevados de cistatina C estavam significativamente associados à RD, independentemente da TFGe e da albuminúria. [162]Este estudo mostra também que a cistatina C pode ter um papel inerente e direto na patogénese da RD, independentemente da função renal, ao promover a angiogénese mediada pelo fator de crescimento endotelial vascular (VEGF).

[158]Além disso, a cistatina C tem sido implicada na remodelação da parede arterial, na integridade dos vasos sanguíneos, na neovascularização, na inflamação e na patologia neuronal degenerativa. [163]Consequentemente, as alterações fisiopatológicas da RD incluem a acumulação anormal e o edema da mácula, a neovascularização da retina, a inflamação, a neuropatia ótica e a sobreexpressão das células gliais. Além disso, a cistatina C e a RD partilham mecanismos comuns, o que explica a sua estreita ligação. Por conseguinte, os

níveis de cistatina C poderiam ser utilizados juntamente com outros marcadores de risco convencionais para prever a gravidade e o início da RD.

O papel da PCR-us na RD

A proteína C-reactiva altamente sensível (hsCRP) é conhecida por ser um marcador altamente sensível de inflamação (de baixo grau), produzida pelos hepatócitos em resposta a citocinas e a vários outros estímulos externos, como infecções, traumatismos ou doenças inflamatórias auto-imunes. [164, 165]Provavelmente, também desempenha um papel importante na patogénese da RD através da disfunção endotelial e da angiogénese. [130, 166]É também um preditor e marcador independente de futuros eventos cardiovasculares. [135]Apenas alguns estudos prospectivos forneceram informações sobre o papel prospetivo da hsCRP na RD, [167]
.

Existe um grande número de estudos que tanto suportam como refutam o papel da PCR-us como marcador de risco para a RD, levando a especulações sobre o seu possível modo de ação na previsão da evolução clínica da doença. [135136]Por exemplo, o estudo de Hoorn e um estudo prospetivo do DCCT mostraram que níveis mais elevados de PCR-us estavam associados à prevalência de qualquer grau de gravidade da RD, com este último a mostrar um maior risco de ocorrência de edema macular clinicamente significativo (EMCS) e o subsequente desenvolvimento de exsudados duros na retina. [168]O estudo EURODIAB também mostrou uma correlação positiva entre a hsCRP e a gravidade e progressão da RD.

No entanto, outros estudos apresentam resultados contraditórios no que respeita à ligação entre a hsCRP e a RD. [169170171]Nomeadamente, o Wisconsin Epidemiological Study of Diabetic Retinopathy (WESDR) , o Multi-Ethnic Study of Atherosclerosis (MESA) e o Singapore Malay Eye Study (SiMES) não mostraram qualquer associação com a prevalência, a gravidade ou a progressão da RD. [172]Um outro estudo transversal da população indiana de Pima também não mostrou qualquer associação entre a PCR hs e a RD. Apesar destas diferenças relativas nos relatórios, provas recentes sugerem que a PCR-us parece desempenhar um papel ativo na patogénese da RD. [173]A PCR pode inibir a dilatação mediada pelo óxido nítrico dependente do endotélio nas arteríolas da retina, promovendo assim potencialmente o desenvolvimento da doença vascular da retina. [174175176166]Além disso, a PCR pode estimular as interacções leucócito-endotélio, reduzir o óxido nítrico endotelial e afetar o número e a função das células progenitoras endoteliais, promovendo assim a disfunção endotelial, que é outro mediador importante no desenvolvimento de complicações microvasculares diabéticas.

Em resumo, a proteína C-reactiva altamente sensível (PCR-us) é frequentemente considerada um marcador crónico de inflamação da parede arterial, aterosclerose pré-clínica e disfunção endotelial sistémica.

[177]A disfunção endotelial, a inflamação subclínica e a fibrinólise deficiente podem contribuir para a progressão da retinopatia diabética e agravar outros danos nos tecidos.

O papel da homocisteína na RD

[178-181]Os níveis elevados de homocisteína têm sido associados a um risco acrescido de doença vascular oclusiva, trombose e acidente vascular cerebral. [140]Além disso, níveis elevados de homocisteína foram também propostos como um fator de risco para microalbuminúria, independentemente de factores de confusão importantes como a DM, a hipertensão, a ingestão de proteínas e a função renal. [22, 23]Numerosos estudos mostraram também uma associação positiva entre os níveis de Hcy no sangue e a prevalência de DR . [24141]A concentração plasmática total de Hcy pode ser um biomarcador útil do aumento do risco de RD em pessoas com DM2 e um indicador do risco de complicações em pessoas com DM1. [182. 183]No DM1, a hiper-homocisteinemia pode estar associada a uma mutação no gene da metileno tetrahidrofolato redutase (MTHFR). [184, 185]Estudos em DM1 relataram associações positivas entre DR e Hcy . [142, 143]Níveis elevados de Hcy também têm sido associados a um risco acrescido de retinopatia proliferativa. [22,]Foi também observada uma elevada prevalência de retinopatia em doentes com DMT2 que apresentavam concentrações de Hcy em jejum superiores a 15 umol/l 141. [24, 183, 186]A Hcy pode, portanto, ser um fator preditivo de retinopatia na DMT2. A Hcy pode, portanto, ser um biomarcador potencialmente útil para a avaliação do risco microvascular na diabetes, e a hiper-homocisteinemia é um potencial fator de risco para a RD, em particular para a ROP.

[170, 187-189]No entanto, em alguns estudos, não houve correlação significativa entre a Hcy plasmática e os diferentes graus de RD em pacientes com DM1, exceto quando a nefropatia estava presente ao mesmo tempo. [143, 190-191]Outros estudos não encontraram associação entre hiperhomocisteinémia e retinopatia diabética em doentes com DM tipo 1 ou tipo 2. No entanto, nenhum destes estudos teve em conta os determinantes conhecidos da vasculopatia da retina e a dimensão da população era bastante reduzida. [192193, 194]Os níveis de Hcy no plasma são influenciados por factores ambientais e genéticos, bem como pela idade, sexo, duração da diabetes, hábitos tabágicos, índice de massa corporal, controlo metabólico, depuração da creatinina, função renal reduzida, estado vitamínico e pressão arterial.

[195, 196]A patogénese da hiperhomocisteinemia no desenvolvimento da RD pode acelerar os danos celulares (incluindo o stress oxidativo e a formação deficiente de óxido nítrico) e a proliferação de células musculares lisas para modificar a atividade vasomotora. [197, 198]Os danos celulares nos capilares da retina podem contribuir para o desenvolvimento da RD. A homocisteína é tóxica para o endotélio vascular e, por conseguinte, induz a trombose, que pode desempenhar um papel no agravamento do estado de hipoxia, como na retinopatia diabética, através de um maior encerramento do leito capilar. [199, 200]Estudos recentes forneceram também provas de que a homocisteína pode, de facto, desencadear diretamente a retinopatia, embora principalmente por danificar as células ganglionares da retina, em oposição a outros neurónios e fotorreceptores da retina. [201-202]Alguns estudos mostraram também que a hiper-homocisteína no vítreo está associada à RD devido à perda de permeabilidade da barreira hemato-retiniana. Esta constatação poderia amplificar a difusão da Hcy no vítreo e as alterações da permeabilidade vascular. [203]Por conseguinte, um nível elevado de Hcy no vítreo pode ser importante na patogénese da ROP. Esta descoberta pode ajudar os doentes com DM a beneficiar de uma gestão informativa para prevenir a progressão da RD, uma vez que os níveis plasmáticos de Hcy podem ser significativamente reduzidos através da suplementação com ácido fólico.

Tendo em conta os muitos factores que influenciam o desenvolvimento e a progressão da RD, alguns deles são ainda desconhecidos. Com base nos potenciais mecanismos discutidos acima e na análise dos dados, acreditamos que o aumento da cistatina C, da PCR-us e da homocisteína contribui fortemente para a RD, em particular para a progressão da retinopatia, independentemente de outros factores de risco, e pode ser incluído no protocolo de rastreio regular da RD.

Limites do estudo

O estudo tinha várias limitações, mas estas não afectaram a conceção do estudo ou os resultados. Em primeiro lugar, os estudos estavam limitados a uma única instituição e não eram ensaios controlados aleatórios, o que pode levar a potenciais enviesamentos. Em segundo lugar, o número relativamente pequeno de indivíduos com RD definida por marcadores triplos não nos permitiu investigar a relação entre possíveis valores de corte de biomarcadores séricos e diferentes graus de retinopatia diabética. No entanto, apesar da pequena dimensão da amostra, as nossas estimativas de efeito para a RD após a avaliação com marcadores triplos mantiveram-se estatisticamente muito significativas devido a uma grande dimensão do efeito. Um aumento do tamanho da amostra só pode reforçar as nossas conclusões. Outra limitação do nosso estudo é a sua natureza transversal. Embora um estudo prospetivo fosse ideal para avaliar o risco de progressão da RD, a utilização de marcadores triplos para prever a presença de RD moderada a grave pode revelar-se útil para doentes e clínicos que não têm acesso fácil a fotografias do fundo do olho ou a um oftalmologista.

Conclusão

A cistatina C sérica, a PCR-us e a homocisteína (Hcy) podem ser biomarcadores potenciais e úteis para prever e analisar a progressão da RD. Por conseguinte, outros estudos prospectivos devem investigar possíveis limiares e mecanismos fisiopatológicos comuns entre os níveis sanguíneos destes biomarcadores e o aumento da gravidade e da progressão da RD num maior número de doentes. Além disso, a medição destes biomarcadores é mais prática e menos dispendiosa do que os angiogramas de fluoresceína do fundo do olho de alta qualidade, a fotografia convencional da retina ou a OCT. Tendo em conta os crescentes encargos financeiros da diabetes mellitus, o teste da cistatina C, da PCR-us e da Hcy pode beneficiar mais grupos populacionais e satisfazer a necessidade crescente de rastreio da RD.

Agradecimentos

Este estudo foi apoiado pela National Natural Science Foundation (n.º 81000326) e pela China Postdoctoral Science Foundation Grant (n.º 2012M521354).

Interesses concorrentes

Os autores declaram que não têm interesses concorrentes.

Apêndices

(Apêndice 1)

(Apêndice 2)

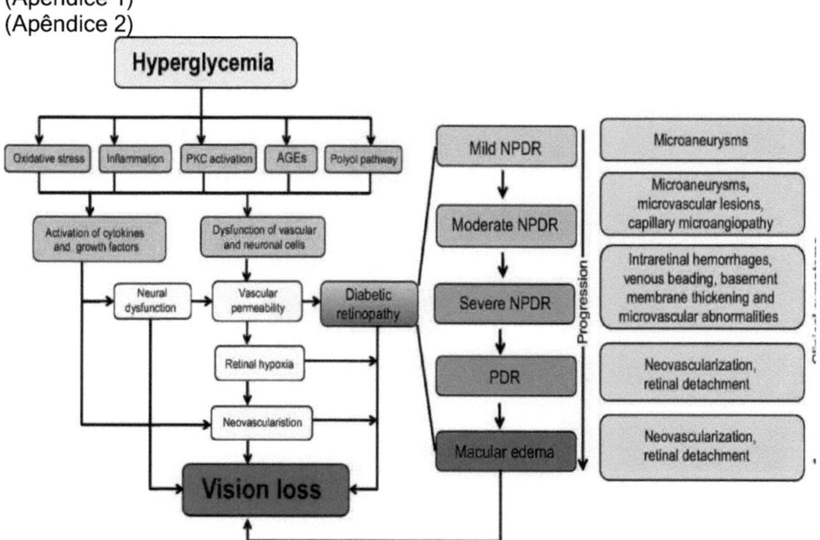

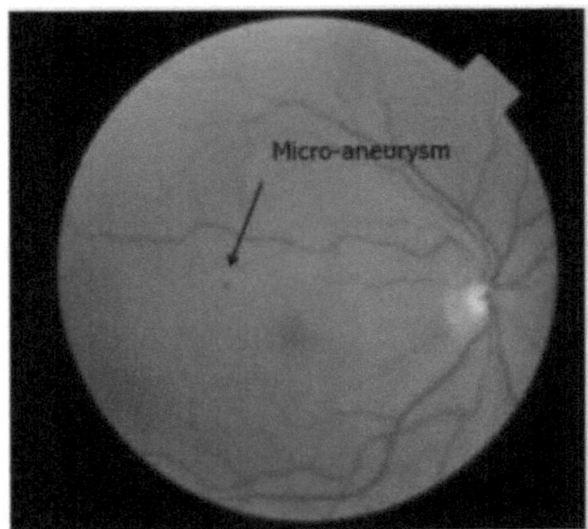

(Apêndice 3)
(Apêndice 4)
(Apêndice 5)

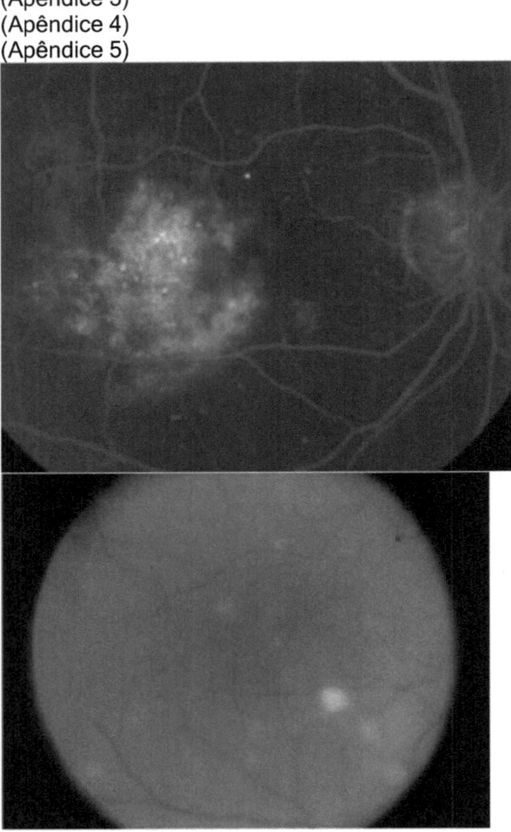

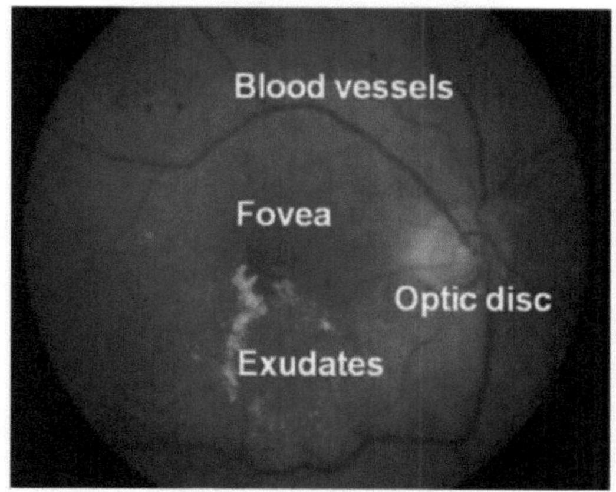

(Apêndice 6)
(Apêndice 7)
(Apêndice 8)

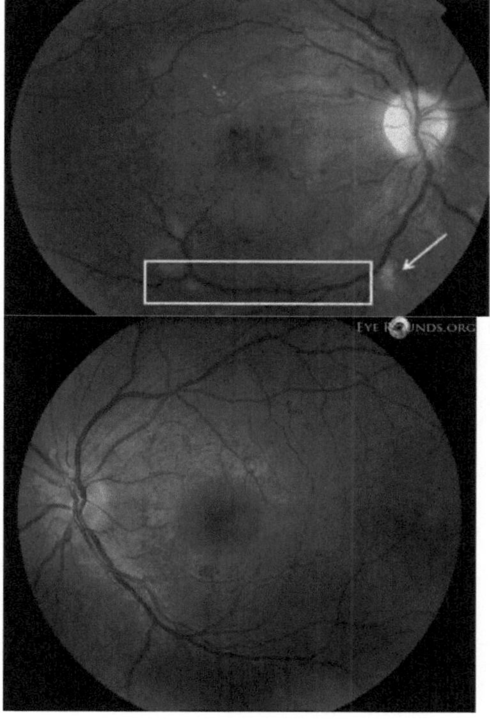

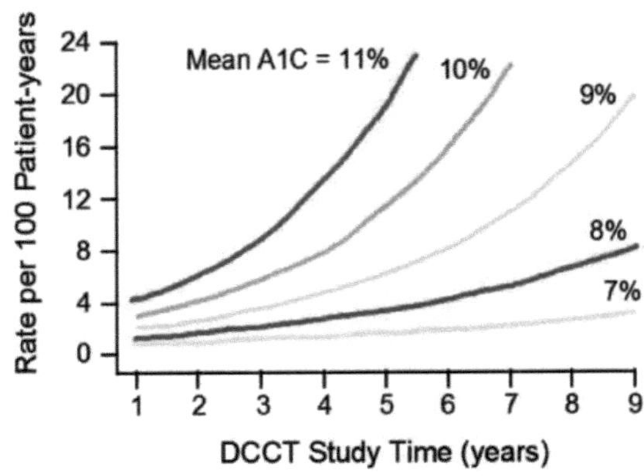

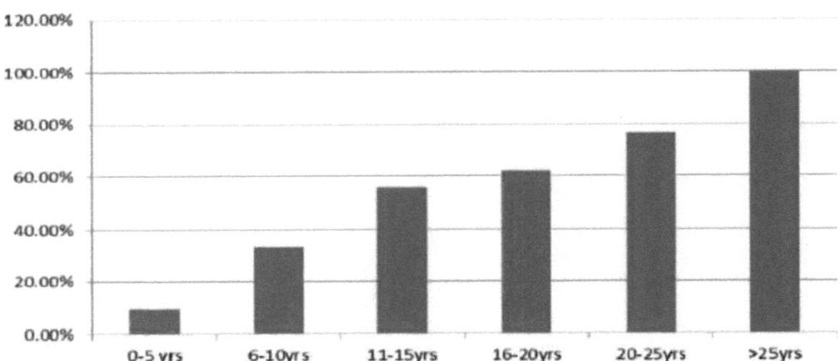

Relação entre a retinopatia diabética e a duração da diabetes

(Apêndice 9)

CLASSIFICAÇÃO DA RETINOPATIA DIABÉTICA

Certego ry/en scriplion	Administração
Retinopatia diabética não proliferativa (RDNP)	
Sem DR	Revisão em 12 meses A maioria dos doentes é examinada no prazo de 12 meses
Muito suave Apenas microaneurismas	
Centro Qualquer óleo o de : Micro-aneurismas, pós-sangramentos, exsudados, manchas de algodão, até um grau moderado. NPDR . Sem IRMA ou obstrução significativa	Período de revisão de 6 a 12 meses, dependendo da gravidade dos sintomas, da estabilidade e de factores sistémicos
Moderado Hemorragia grave da retina IRMA suave Molduras de veios significativos em apenas um quadrante As nódoas de algodão são comuns	Reexame dentro de aproximadamente 6 meses PDR até 1o 26%. PDR de alto risco até 8% num ano

Pesado Um ou mais de : Hemorragia grave nos 4 quadrantes Protuberâncias venosas significativas em 2 ou mais linhas de formigas Mode'ate IRMA em um ou mais quad'ants	Reexame em 4 meses PDRin até 50%. PDRin de alto risco até 15% num ano
Muito difícil Dois ou mais dos critérios do sétimo critério	Revisão em 2-3 meses PDR de alto risco em até 45%wi1hin um ano
Retinopatia diabética proliferativa (PDR)	
Médio a médio NVD, NVE, mas nível insuficiente para cumprir os critérios de alto risco	O tratamento depende da gravidade dos sintomas, da estabilidade e de factores sistémicos.
Risco elevado NVD mais de uma hora de espaço em disco Qualquer NVD com hemorragia vitelina ou pré-final NVE com mais de metade do disco e com hemorragia vítea ou préretinol	Tratamento recomendado Deve ser efectuada imediatamente, se possível, e em qualquer caso no mesmo dia.
Doença ocular diabética avançada	

(Apêndice 10 c)

INTERNATIONAL CLINICAL DIABETIC RETINOPATHY DISEASE SEVERITY SCALE

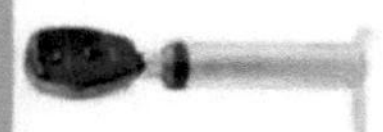

Proposed Disease Severity Level	Findings Observable upon Dilated Ophthalmoscopy
No Apparent Retinopathy	€ No abnormalities
Mild Non-Proliferative Diabetic Retinopathy	Microaneurysms only
Moderate Non-Proliferative Diabetic Retinopathy	More than just microaneurysms but less than Severe NPDR
Severe Non-Proliferative Diabetic Retinopathy	Any of the following: € More than 20 intraretinal hemorrhages in each of 4 quadrants € Definite venous beading in 2+ quadrants € Prominent IRMA in 1+ quadrant And no signs of proliferative retinopathy
Proliferative Diabetic Retinopathy	One or more of the following: € Neovascularization € Vitreous/preretinal hemorrhage

(Appendix 10 b)

INTERNATIONAL CLINICAL DIABETIC MACULAR EDEMA DISEASE SEVERITY SCALE

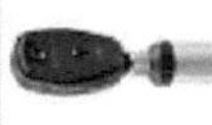

Proposed Disease Severity Level	Findings Observable Upon Dilated Ophthalmoscopy
Diabetic Macular Edema Absent	No retinal thickening or hard exudates in posterior pole
Diabetic Macular Edema Present	Some retinal thickening or hard exudates in posterior pole

Proposed Disease Severity Level	Findings Observable Upon Dilated Ophthalmoscopy *
Diabetic Macular Edema Present	☐ Mild Diabetic Macular Edema Some retinal thickening or hard exudates in posterior pole but distant from the center of the macula
	☐ Moderate Diabetic Macular Edema Retinal thickening or hard exudates approaching the center of the macula but not involving the center
	☐ Severe Diabetic Macular Edema Retinal thickening or hard exudates involving the center of the macula

(Apêndice 11) Contexto do RD
(Apêndice 12) Maculopatia
(Apêndice 13) Retinopatia diabética pré-proliferativa (RDP)

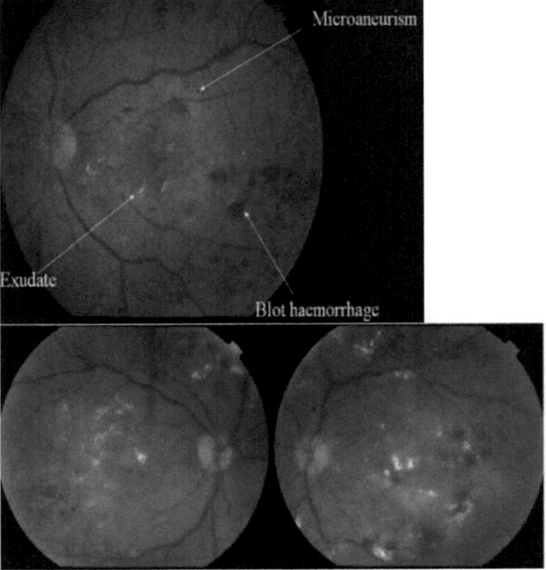

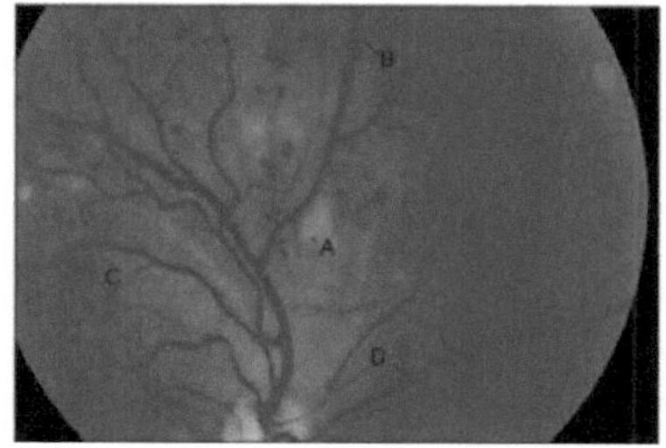

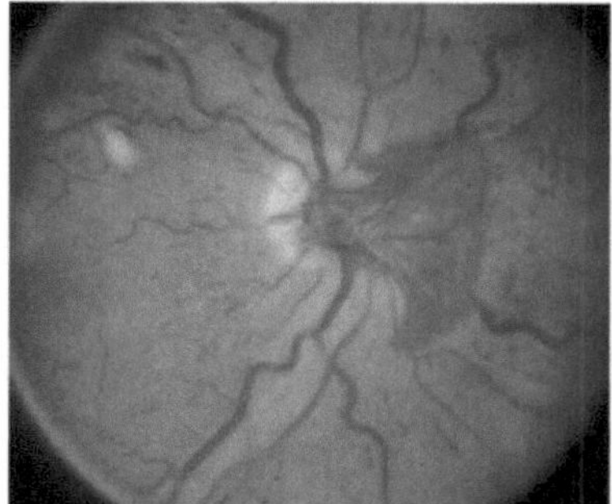

(Apêndice 14) RD proliferativa

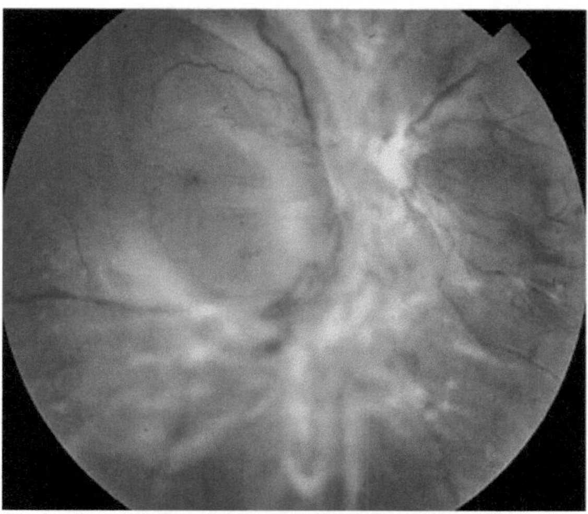

(Apêndice 15) Descolamento da retina por tração
(Apêndice 16) Oftalmoscópio direto
47

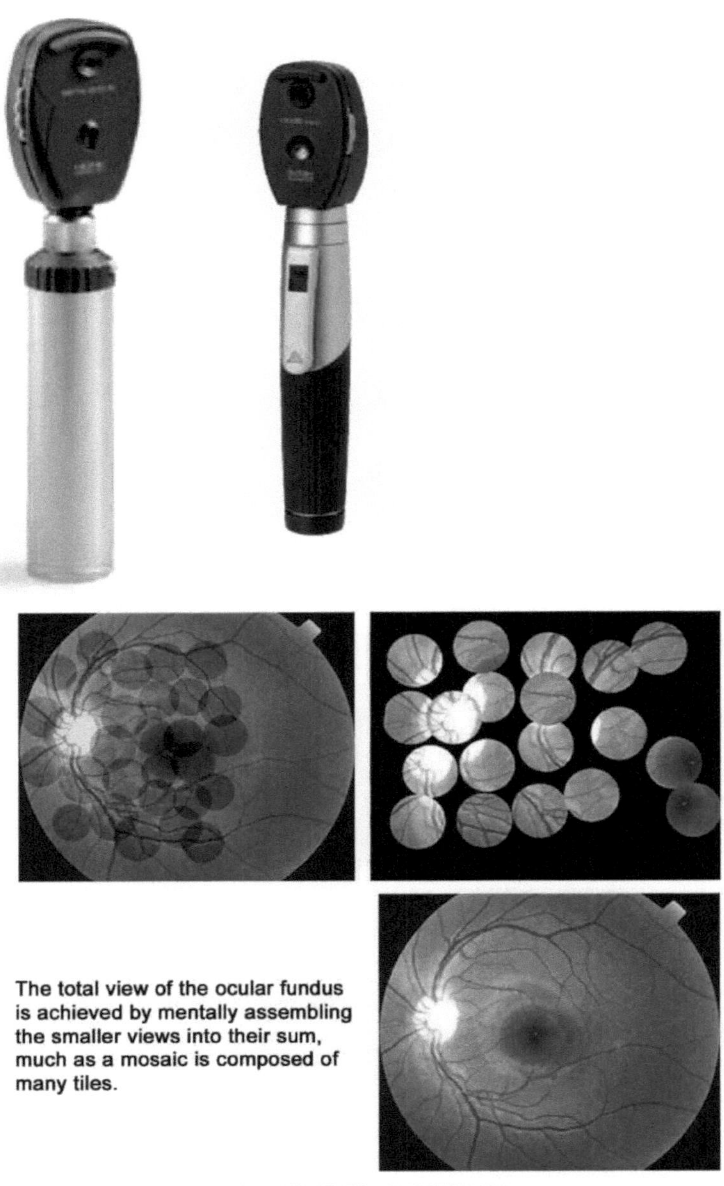

(Appendix 17) Direct ophthalmoscope

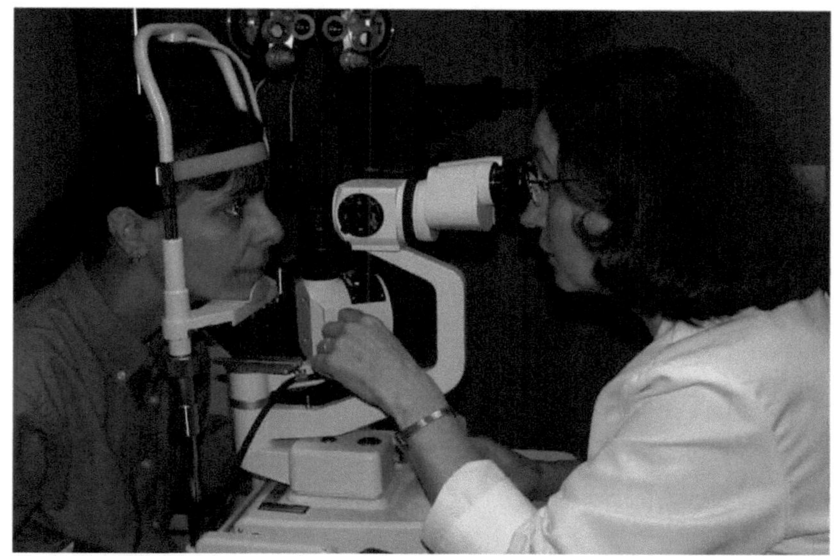

(Apêndice 18) Biomicroscopia com lâmpada de fenda

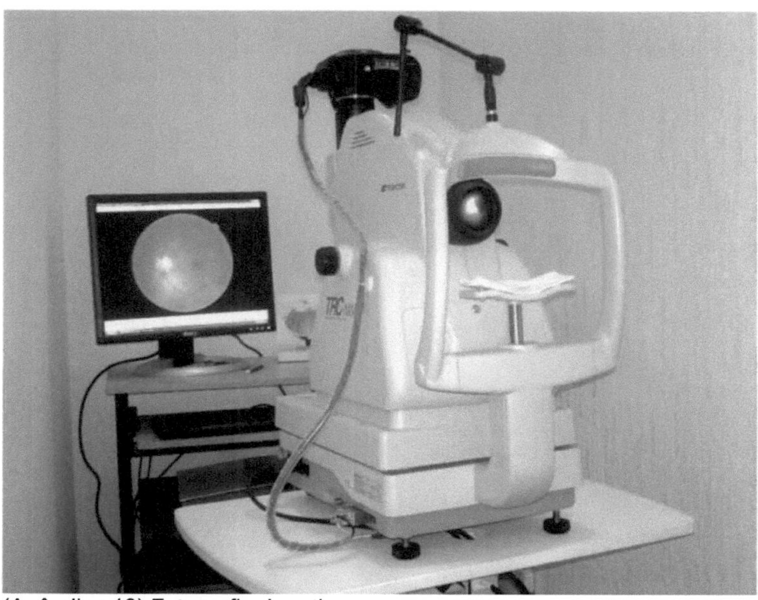

(Apêndice 19) Fotografia da retina

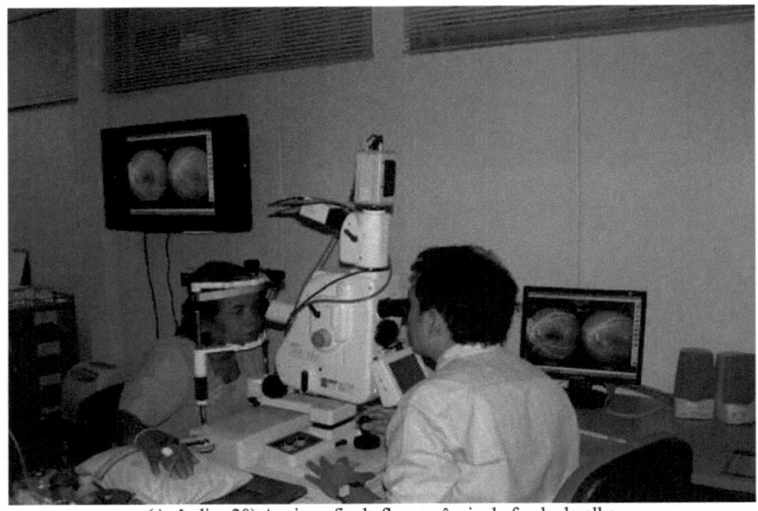

(Apêndice 20) Angiografia de fluorescência do fundo do olho

EFEITOS SECUNDÁRIOS E COMPLICAÇÕES DO TRATAMENTO DA RETINOPATIA DIABÉTICA

TratamentoEfeitos

secundários

Fotocoagulação laser focal para a OM	• Redução inicial da visão central • escotomas paracentrais, onde as queimaduras de laser são • a fóvea, nomeadamente queimaduras grandes ou confluentes • Escotoma central permanente devido a queimaduras acidentais da fóvea
Fotocoagulação panretiniana em casos de NPDR ou PDR grave	• Perda da visão central devido à OM • Campo visual periférico limitado com fraca adaptação à escuridão • Hemorragia vítrea na presença de neovascularização • Perda de casa
Vitrectomia	• Hemorragia recorrente do corpo vítreo • Descolamento da retina • Rubeosisiridis • Perda grave de visão • Endoftalmite microbiana • Catarata

Injecções intravítreas	• Progressão da catarata após administração intravítrea de corticosteróides • Aumento da pressão intraocular em caso de administração intravítrea de corticosteróides • Endoftalmite infecciosa • Reacções inflamatórias estéreis transitórias • Possíveis efeitos sistémicos dos medicamentos intravítreos

Referências :

1. Yau JW, Rogers SL, Kawasaki R et al. Prevalência global e principais factores de risco para a retinopatia diabética. Diabetes care 2012; 35:556-564.
2. Congdon NG, Friedman DS, Lietman T: Major causes of visual disability in today's world (Principais causas de deficiência visual no mundo atual). JAMA 2003, 290:2057-2060.
3. Jee D, Lee WK e Kang S. Prevalência e factores de risco para a retinopatia diabética: Korea National Health and Nutrition Examination Survey 2008-2011. Invest Ophthalmol Vis Sci 2013; 54:6827-6833.
4. Wang FH, Liang YB, Zhang F et al. Prevalência da retinopatia diabética na China rural: o Handan Eye Study. Ophthalmology 2009; 116:461-467.
5. Zheng Y, Lamoureux EL, Lavanya R et al. Prevalência e factores de risco de retinopatia diabética em indianos migrantes numa sociedade urbanizada na Ásia: o estudo oftalmológico indiano de Singapura. Ophthalmology 2012; 119:2119-2124.
6. Chen L, Magliano DJ e Zimmet PZ. A epidemiologia global da diabetes mellitus tipo 2 - perspectivas actuais e futuras. Nature Reviews Endocrinology 2012; 8:228-236.
7. Cunningham ET Jr. Global blindness: no end in sight (Cegueira global: sem fim à vista). Br J Ophthalmol 2001; 85:253.
8. Kocur I, Resnikoff S. Blindness and visual impairment in Europe and their prevention (Cegueira e deficiência visual na Europa e sua prevenção). Br J Ophthalmol 2002; 86:716 - 722.
9. Evans J. Causes of Blindness and Partial Sight in England and Wales 1990-1991 (Causas de cegueira e visão parcial em Inglaterra e no País de Gales 1990-1991). Londres: OPCS, 1995: 1-29.
10. Bunce C, Wormald R. Major causes of certified blindness and partially sightedness in England and Wales (Principais causas de cegueira certificada e de visão parcial em Inglaterra e no País de Gales). BMC Public Health 2006; 6:58.
11. Fong DS, Aiello LP, Ferris FL 3rd, Klein R. Retinopatia diabética. Diabetes Care 2004; 27:2540-2553.
12. Stefansson E. Prevenção da cegueira diabética. Br J Ophthalmol 2006; 90:2-3.
13. Piwowar A., Knapik-Kordecka M., Buczynska H., WARWAS M. Concentração plasmática de cistatina C na diabetes mellitus não insulino-dependente: relação com a nefropatia. Archivum Immunologiae et Therapiae Experimentalis, 1999, 47, 327331.

14. Newman D. J., Thakkar H., Edwards R. G., Wilkie M., Uwhite T., Grubb A. e Price C. P. (1995): Cistatina C sérica medida por imunoensaio automático: um marcador mais sensível de alterações na TFG do que a creatinina sérica. Kidney Int 47, 312-318.
15. Stevens LA, Schmid CH, Greene T, et al. Outros factores para além da taxa de filtração glomerular influenciam os níveis séricos de cistatina C. Kidney Int 2009; 75:652-660.
16. Shimizu A, Horikoshi S, Rinnno H, Kobata M, Saito K, Tomino Y. A cistatina C sérica pode prever estágios de prognóstico precoce em pacientes com nefropatia diabética tipo 2. J Clin Lab Anal. 2003 ; 17(5):164-7.
17. Paraoan L, Hiscott P, Gosden C, Grierson I. Cystatin C in macular and neuronal degeneration: implications for the mechanism(s) of age-related macular degeneration. Vision Res. 2010; 50(7):737-42.
18. Sabanayagam C, Wong TY, Xiao J, Shankar A. Cistatina C sérica e pré-diabetes em adultos americanos não obesos. Revista Europeia de Epidemiologia. 2013.
19. Rui H, Jing S, Jun Z, Hui Z, Lianxi L, Jungong Z, Fang L, Weiping J. Níveis elevados de cistatina C predizem retinopatia grave em pacientes com diabetes tipo 2. Jornal Europeu de Epidemiologia 2013.
20. Pepys MB e Hirschfield GM. Proteína C-reactiva: uma atualização crítica. J Clin Inves. 2003; 111(12): 1805- 1812.
21. Ridker PM, Wilson PW, Grundy SM. Deverá a proteína C-reactiva ser adicionada à síndrome metabólica e à avaliação global do risco cardiovascular? Circulation 109: 2818-2825, 2004.
22. Hoogeveen EK, Kostense PJ, Eysink PE, Polak BC, Beks PJ, Jakobs C, et al. Hyperhomocysteinemia is associated with retinopathy in type 2 diabetes mellitus: the Hoorn study. Arch Intern Med 2000, 160:2984-2990.
23. Huang EJ, Kuo WW, Chen YJ, Chen TH, Chang MH, Lu MC, et al. Homocisteína e outros parâmetros bioquímicos na diabetes mellitus tipo 2 com diferentes durações de diabetes ou retinopatia diabética. Clin Chim Ata 2006, 366:293-298.
24. Brazionis L, Rowley K Sr, Itsiopoulos C, Harper CA, O'Dea K: Homocisteína e retinopatia diabética. Diabetes Care 2008, 31:50-56.
25. Mackenzie S, Nettleship E. Relatório do Royal Ophthalmic London Hospital 9 (Parte 2). 1877:134.
26. Ballantyne A, Loewenstein A. Diseases of the retina: the pathology of diabetic retinopathy (Doenças da retina: a patologia da retinopatia diabética). Trans Ophthalmol Soc UK 1943; 63:95-115.
27. Ashton N. Arteriolar involvement in diabetic retinopathy (Envolvimento arteriolar na

retinopatia diabética). Br J Ophthalmol 1953;
37: 282-292.

28. Holt R., Cockram C., Flyvbjerg A. e Goldstein B. Textbook of Diabetes, 4ª edição. 2010 Blackwell Publishing.
29. Lyubimov AV, Burgeson RE, Butkowski RJ, Couchman JR, Zardi L, Ninomiya Y, et al. Anomalias da membrana basal em olhos humanos com retinopatia diabética. J Histochem Cytochem 1996; 44:1469-1479.
30. Podesta F, Romeo G, Liu WH, Krajewski S, Reed JC , Gerhardinger C, et al. A Bax está aumentada na retina diabética e associada à apoptose dos pericitos in vivo e in vitro. Am J Pathol 2000; 156:1025-1032.
31. Joris I, Majno G, Corey EJ, Lewis RA. The mechanism of leukotriene E4-induced vascular leakage: endothelial contraction. Am J Pathol 1987; 126:19-24.
32. Stitt AW, Gardiner TA, Archer DB. Estudo histológico e ultra-estrutural do desenvolvimento de microaneurismas da retina em diabéticos. Br J Ophthalmol 1995; 79:362-367.
33. Gardiner TA, Archer DB, Curtis TM, Stitt AW. Envolvimento arteriolar nas lesões microvasculares da retinopatia diabética: implicações para a patogénese. Microcirculação 2007; 14:25-38.
34. Schmetterer L, Wolzt M. Fluxo sanguíneo ocular e desvios funcionais associados na retinopatia diabética. Diabetologia 1999; 42:387-405.
35. Kristinsson JK, Gottfredsdottir MS, Stefansson E. A vasodilatação e a dilatação da retina precedem o edema macular diabético. Br J Ophthalmol 1997; 81:274-278.
36. Collier A, Tymkewycz P, Armstrong R, Young RJ, Jones RL, Clarke BF. Aumento da sensibilidade das plaquetas ao recetor do tromboxano em diabéticos com retinopatia proliferativa. Diabetologia 1986; 29: 471 - 474.
37. Alessandrini P, McRae J, Feman S, FitzGerald GA. Thromboxane biosynthesis and platelet function in type 1 diabetes mellitus. N Engl J Med 1988; 319:208-212.
38. Schwartz SG, Flynn HW Jr, Scott IU. Pharmacotherapy for diabetic retinopathy (Farmacoterapia para retinopatia diabética). Expert Opin Pharmacother. 2009 maio;10(7):1123-31.
39. Simo R, Hernandez C. Progress in the medical treatment of diabetic retinopathy (Progresso no tratamento médico da retinopatia diabética). Diabetes Care. 2009 Aug;32(8):1556-62.
40. Bloomgarden ZT. Retinopatia diabética. Diabetes Care. 2008 May;31(5):1080-3.
41. Retinal vascular disease, Kanski J e Bowling B, Diabetic retinopathy, Clinical

ofthalmology: a systematic approach, 7th edition, Feb 15, 2012, 534-549.

42. Bresnick GH. Edema macular diabético: uma visão geral. Ophthalmology 1986; 93:989-997.

43. Kearns M, Hamilton AM, Kohner EM. Permeabilidade excessiva na maculopatia diabética. Br J Ophthalmol 1979; 63:489-497.

44. Grupo de investigação "Diabetes Control and Complications Trial". The effects of intensive diabetes treatment on the development and progression of long-term complications of insulin-dependent diabetes mellitus. N Engl J Med 1993; 329: 977-986.

45. Agravamento precoce da retinopatia diabética no Diabetes Control and Complications Trial . Arch Ophthalmol 1998; 116: 874-886 .

46. Grupo do Estudo Prospetivo da Diabetes do Reino Unido (UKPDS). Controlo glicémico intensivo com sulfonilureias ou insulina versus terapia convencional e risco de complicações em doentes com diabetes tipo 2 (UKPDS 33). Lancet 1998; 352: 837853.

47. Chase HP, Garg SK, Jackson WE, Thomas MA, Harris S, Marshall G, et al. Pressão arterial e retinopatia na diabetes tipo 1. Ophthalmology 1990; 97:155-159.

48. Matthews DR, Stratton IM, Aldington SJ, Holman RR, Kohner EM. Risk of retinopathy progression and vision loss in relation to tight blood pressure control in type 2 diabetes mellitus: UKPDS 69. Arch Ophthalmol 2004; 122:1631-1640.

49. Chew EY, Klein ML, Ferris FL 3rd, Remaley NA, Murphy RP, Chantry K, et al. Associação de níveis elevados de lípidos séricos com exsudado duro da retina na retinopatia diabética. Early Treatment Diabetic Retinopathy Study (ETDRS) Report 22. Arch Ophthalmol 1996; 114:1079-1084.

50. Cusick M, Chew EY, Chan CC, Kruth HS, Murphy RP, Ferris FL 3rd. Histopatologia e regressão dos exsudados duros da retina na retinopatia diabética após redução dos níveis elevados de lípidos no soro. Ophthalmology 2003; 110:2126-2133.

51. Muhlhauser I, Bender R, Bott U, Jorgens V, Grusser M, Wagener W, et al. Cigarette smoking and progression of retinopathy and nephropathy in type 1 diabetes. Diabet Med 1996; 13:536-543.

52. Karamanos B, Porta M, Songini M, Metelko Z, Kerenyi Z, Tamas G, et al. Diferentes factores de risco para microangiopatia em doentes com diabetes mellitus tipo I de curta e longa duração. O estudo EURODIAB IDDM complications study. Diabetologia 2000; 43:348- 35.

53. Klein R, Klein BE, Moss SE, Davis MD, DeMets DL. O Estudo Epidemiológico de Wisconsin sobre Retinopatia Diabética. IX. Incidência de quatro anos e evolução da retinopatia diabética quando a idade de diagnóstico é inferior a 30 anos. Arch

Ophthalmol 1989; 107: 237-243.

54. Klein R, Klein BE, Moss SE, Davis MD, DeMets DL. The Wisconsin epidemiologic study of diabetic retinopathy (Estudo epidemiológico de Wisconsin sobre retinopatia diabética). X. Incidência de quatro anos e progressão da retinopatia diabética aos 30 anos de idade ou mais aquando do diagnóstico. Arch Ophthalmol 1989; 107:244-249.
55. Klein R, Klein BE, Moss SE, Davis MD, DeMets DL. The Wisconsin Epidemiologic Study of Diabetic Retinopathy (Estudo Epidemiológico de Wisconsin sobre Retinopatia Diabética). III. Prevalência e risco de retinopatia diabética quando a idade de diagnóstico é de 30 anos ou mais. Arch Ophthalmol 1984; 102:527-532.
56. Klein R, Klein BE, Moss SE, Cruickshanks KJ. O Estudo Epidemiológico de Wisconsin sobre a Retinopatia Diabética. XIV. Incidência de dez anos e progressão da retinopatia diabética. Arch Ophthalmol 1994; 112:1217-1228.
57. Stratton IM, Kohner EM, Aldington SJ, Turner RC, Holman RR, Manley SE, et al. UKPDS 50: Factores de risco para o desenvolvimento e progressão da retinopatia na diabetes de tipo II ao longo de 6 anos após o diagnóstico. Diabetologia 2001; 44:156-163.
58. Birinci A, Birinci H, Abidinoglu R, Durupinar B, Oge I. Retinopatia diabética e antigénios HLA na diabetes mellitus tipo 2. Eur J Ophthalmol 2002; 12:89-93.
59. Mimura T, Funatsu H, Uchigata Y, Kitano S, Shimizu E, Amano S, et al. Prevalência de auto-anticorpos anti-ácido glutâmico descarboxilase e relação com o genótipo HLA em doentes com diabetes tipo 1 e retinopatia diabética proliferativa que ocorre em idades mais jovens. Ophthalmology 2005; 112:1904-1909.
60. Wong TY, Cruickshank KJ, Klein R, Moss SE, Palta M, Riley WJ, et al. HLA - DR3 e DR4 e a sua relação com o desenvolvimento e progressão da retinopatia diabética. Ophthalmology 2002; 109:275-281.
61. Emanuele N, Sacks J, Klein R, Reda D, Anderson R, Duckworth W, et al. Etnia, raça e correlatos de retinopatia de base no Veterans Affairs Diabetes Trial . Diabetes Care 2005; 28:1954-1958.
62. Simmons D, Clover G, Hope C. Diferenças étnicas na retinopatia diabética. Diabet Med 2007; 24:1093-1098.
63. Wilkinson CP, Ferris FL, Klein RE, Lee PP, Agardh CD, Davis M, Dills D, Kampik A, Pararajasegaram R, Verdaguer JT. Proposed international clinical scales for the severity of diabetic retinopathy and diabetic macular oedema. Ophthalmology. 2003;110:1677-1682.
64. Ferris F. Fotocoagulação precoce em pacientes com diabetes tipo I ou tipo II. Trans Am

Ophthalmol Soc. 1996;94:505-537.

65. Harding SP, Broadbent DM, Neoh C, White MC e Vera J. Sensitivity and Specificity of Photography and Direct Ophthalmoscopy in Screening for sightthreatening eye disease: The Liverpool Diabetic Eye Study BMJ 1995; 311(7013): 1131-35.
66. Prasda S, Kamuth GG, Jones K, Clearlan LG e Phillips RP. Screening for diabetic retinopathy by slit lamp biomicroscopy (Rastreio da retinopatia diabética por biomicroscopia com lâmpada de fenda). Eye 2001; 15: 575-60.
67. Williams GA, Scott IU, Haller JA, Maguire AM, Marcus D e McDonald HR. Single-field fundus photography for screening diabetic retinopathy: a report from the American Academy of Ophthalmology. Ophthalmology 2004; 111: 1055-62.
68. Goebel W1, Lieb WE, Ho A, Sergott RC, Farhoumand R, Grehn F. Colour Doppler imaging: uma nova técnica para avaliar o fluxo sanguíneo orbital em pacientes com retinopatia diabética. Invest Ophthalmol Vis Sci. 1995 Apr ; 36(5):864-70.
69. von Wendt G, Heikkila K, Summanen P. Assessment of diabetic retinopathy using two-field 60 degrees fundus photography. A comparison between red-free, black-and-white prints and colour transparencies, Ata Ophthalmol Scand. 1999 Dec; 77(6):638-47.
70. Associação Americana de Diabetes: Retinopatia Diabética. Diabetes Care 23 (Suppl. 1):S73-S76, 2000.
71. Aldington SJ, Kohner EM, Meuer S, Klein R, Sjolie AK. Metodologia da fotografia da retina e avaliação da retinopatia diabética: o estudo EURODIAB IDDM complications study. Diabetologia 38:437-444, 1995.
72. Mohamed Q, Gillies M.C, Wong T.Y. Gestão da retinopatia diabética: uma revisão sistemática. JAMA. 2007; 298:pp. 902-916
73. White N.H., Sun W., Cleary P.A. et al. Efeito prolongado da terapia intensiva no risco de complicações da retinopatia em pacientes com DM1: 10 anos após o DCCT. Arch Ophthalmol. 2008; 126 :pp. 1707-1715
74. Controlo rigoroso da pressão arterial e risco de complicações macro e microvasculares na diabetes tipo 2: UKPDS 38. Grupo de Estudos Prospectivos sobre a Diabetes do Reino Unido. BMJ 1998; 317:703.
75. Cohen RA, Hennekens CH, Christen WG, et al. Determinantes da progressão da retinopatia em DM1. Am J Med 1999; 107:45.
76. ACCORD Study Group, ACCORD Eye Study Group, Chew EY, et al. Efeitos das terapêuticas médicas na progressão da retinopatia na diabetes tipo 2. N Engl J Med 2010; 363:233
77. Schrier RW, Estacio RO, Esler A, Mehler P. Effects of aggressive blood pressure control

in normotensive type 2 diabetics on albuminuria, retinopathy, and stroke. Kidney Int 2002; 61:1086.

78. Lewis EJ, Hunsicker LG, Clarke WR, et al. Efeito renoprotector do bloqueador dos receptores da angiotensina irbesartan em doentes com nefropatia diabética de tipo 2. N Engl J Med 2001; 345:851.

79. Bergerhoff K, Clar C, Richter B. Aspirina na retinopatia diabética. Uma revisão sistemática. Endocrinol Metab Clin North Am 2002; 31:779.

80. Centro de Diabetes Joslin. Tratamento a laser da retinopatia diabética. [Internet] [cited 2014 Jun 12] ; (disponível em : www.joslin.org/info/laser_Treatment_of_Diabetic_Retinopathy.html)

81. Scott Olivia, Tidy Colin. Retinopatia diabética e problemas oculares diabéticos. Patient.co.uk; última verificação em fevereiro de 2013 (disponível em: www.patient.co.uk/doctor/diabetic-retinopathy-and-diabetic-eye-problems)

82. Chenng N, Mitchell P, Wong TY. Retinopatia diabética. The Lancet. 2010,Jul,10;376(9735):124-36

83. Frank Robert N. Diabetic retinopathy (Retinopatia diabética). N Eng J Med 2004; 350:48-58.

84. Tratamento por fotocoagulação da PRD. Aplicação clínica dos resultados do DRS, Relatório DRS n.º 8. O grupo de investigação do estudo da retinopatia diabética. Ophthalmology. 1981 ; 88:583-600.

85. Técnicas de tratamento e directrizes clínicas para a fotocoagulação da OM diabética. Early Treatment Diabetic Retinopathy Study (ETDRS) report number 2. Grupo de investigação ETDRS. Ophthalmology. 1987 ; 94:761-774.

86. Projeto ETDRS e dados de base dos doentes: ETDRS report number 7. ophthalmology. 1991; 98(5)(suppl):741-756.

87. Rahul Mayor, Manisha Agarwal, Shalini Singh, Ramesh Venkatesh Ranibizumab for Diabetic Macular Edema, Ophthalmology, Volume 120, Número 1, janeiro de 2013, página 221

88. Nauck M, Karakiulakis G, Perruchoud A, Papakonstantinou E, Roth M: Corticosteroids inhibit vascular endothelial growth fator gene expression in human vascular smooth muscle cells. Euro J Pharmacol 341:309-315, 1998

89. Ho T Smiddy WE, Flynn HW Jr. Vitrectomia no tratamento da oftalmopatia diabética. Surv. Ophthalmol. 1992; 37:190-202.

90. Grupo de investigação "Estudo da retinopatia diabética por vitrectomia". Vitrectomia precoce para hemorragia vítrea grave na retinopatia diabética. Resultados de quatro anos

de um estudo aleatório. Relatório do estudo de vitrectomia da retinopatia diabética 5. Arch Ophthalmol 1990; 108: 958-964.

91. Early vitrectomy for severe vitreous haemorrhage in diabetic retinopathy. Resultados de quatro anos de um estudo aleatório: Diabetic retinopathy Study of vitrectomy Report 5 Arch Opthalmol 1990.
92. Meredith TA .Clinical trials in ophthalmology; a summary and practical guide (Ensaios clínicos em oftalmologia; um resumo e um guia prático). Em Kertes C A. O estudo da vitrectomia diabética. 1998:37-48.
93. Kolodziejczyk R, Michalska K, Hernandez-Santoyo A, Wahlbom M, Grubb A, Jaskolski M. Crystal structure of human cystatin C stabilized against amyloid formation. FEBS Journal 2010 ; **277** (7) : 1726-1737.
94. Dharnidharka VR, Kwon C, Stevens G. A cistatina C sérica é superior à creatinina sérica como marcador da função renal: uma meta-análise. Am. J. Kidney Dis. 2002; 40 (2): 221-226.
95. Premaratne E, MacIsaac RJ, Finch S, Panagiotopoulos S, Ekinci E, Jerums G. As medições em série da cistatina C são mais precisas do que os métodos baseados na creatinina para detetar a diminuição da função renal na diabetes tipo 1. Diabetes Care 2008; 31 (5): 971-973.
96. Perkins BA, Nelson RG, Ostrander BE et al. "Detection of renal function decline in patients with diabetes and normal or elevated GFR by serial measurements of serum cystatin C concentration: results of a 4-year follow-up study" J. Am. Soc. Nephrol. 2005 ; 16 (5) : 1404-1412.
97. Corrao AM, Lisi G, Di Pasqua G et al. Serum cystatin C as a reliable marker of changes in glomerular filtration rate in children with urinary tract malformations. J. Urol. 2006 ; 175 (1) : 303-309.
98. Shlipak MG, Katz R, Sarnak MJ et al. Cistatina C e prognóstico de resultados cardiovasculares e renais em idosos sem doença renal crónica. Annals of Internal Medicine 2006; 145 (4): 237-46.
99. Hermida J, Tutor JC. Cistatina C sérica para previsão da taxa de filtração glomerular para ajuste de dose de amicacina, gentamicina, tobramicina e vancomicina. Ther Drug Monit 2006; 28 (3): 326-331.
100. Nakai K, Kikuchi M, Fujimoto K et al. "Serum cystatin C levels in patients with malignant diseases" (Níveis séricos de cistatina C em pacientes com doenças malignas). Clin. Exp. Nephrol. 2008 ; 12 (2) : 132-139.
101. Kos J, Stabuc B, Cimerman N, Brunner N. A cistatina C sérica, um novo marcador

da taxa de filtração glomerular, está aumentada durante a progressão de doenças malignas. Clin. Chem. 1998; 44 (12): 2556-7.

102. Fricker M, Wiesli P, Brandle M, Schwegler B, Schmid C. Impact of thyroid dysfunction on serum cystatin C. Kidney Int. 2003; 63 (5): 1944-1947.

103. Manetti L, Pardini E, Genovesi M et al. A função tiroideia tem efeitos diferentes nas concentrações séricas de cistatina C e de creatinina. J. Endocrinol. Invest. 2005 ; 28 (4) : 346-9.

104. Wiesli P, Schwegler B, Spinas GA, Schmid C. Serum cystatin C is sensitive to small changes in thyroid function. Clin. Chem. Ata 2003; 338 (1-2): 87-90.

105. Risch L, Herklotz R, Blumberg A, Huber AR. Effects of glucocorticoid immunosuppression on serum cystatin C concentration in renal transplant patients. Clin. Chem. 2001; 47 (11): 2055-9.

106. Knight EL, Verhave JC, Spiegelman D et al. Factores que não a função renal que influenciam os níveis séricos de cistatina C e implicações para a medição da função renal. Kidney Int. 2004; 65 (4): 1416-1421.

107. Menon V, Shlipak MG, Wang X, Coresh J, Greene T, Stevens L, Kusek JW, Beck GJ, Collins AJ, Levey AS, Sarnak MJ. Cystatin C as a risk fator for the progression of chronic kidney disease. Ann Intern Med 2007; 147:19-27.

108. Shlipak MG, Sarnak MJ, Katz R, Fried LF, Seliger SL, Newman AB, Siscovick DS, Stehman-Breen C. Cystatin C and risk of death and cardiovascular events in the elderly (Cistatina C e risco de morte e eventos cardiovasculares em idosos). N Engl J Med 2005; 352:2049-60.

109. Shlipak MG, Chertow GM, Whooley MA. Association of cystatin C with mortality, cardiovascular events, and heart failure in people with coronary artery disease: data from the Heart and Soul Study. Circulation 2007; 115:173-9.

110. Muntner P, Mann D, Winston J, Bansilal S, Farkouh ME. Cistatina C sérica e aumento da prevalência de doença coronária em adultos americanos sem doença renal crónica. Am J Cardiol 2008; 102:54-7 ?

111. Levy E, Lopez-Otin C, Ghiso J, Geltner D, Frangione B. O AVC em doentes islandeses com angiopatia amiloide hereditária está relacionado com uma mutação no gene da cistatina C, um inibidor da cisteína protease. J. Exp. Med. 1989; 169 (5): 1771-1778.

112. Mi W, Pawlik M, Sastre M et al. Cystatin C inhibits beta-amyloid deposition in mouse models of Alzheimer's disease. Nat. Genet. 2007 ; 39 (12) : 1440-1442.

113. Chuo LJ, Sheu WH, Pai MC, Kuo YM. Genótipo e concentração plasmática de

cistatina C em pacientes com doença de Alzheimer de início tardio. Dement Geriatr Cogn Disord 2007; 23 (4): 251-257.

114. Bertram L, McQueen MB, Mullin K, Blacker D, Tanzi RE. Meta-análises sistemáticas de estudos de associação genética da doença de Alzheimer: a base de dados AlzGene. Nat. Genet. 2007 ; 39 (1) : 17-23.

115. Shi GP, Sukhova GK, Grubb A et al. Cystatin C deficiency in human atherosclerosis and aortic aneurysms. J. Clin. Invest. 199 ; 104 (9) : 1191-1197.

116. Abisi S, Burnand KG, Waltham M, Humphries J, Taylor PR, Smith. Cysteine protease activity in the wall of abdominal aortic aneurysms. J. Vasc. Surg. 2007 ; 46 (6) : 1260-1266.

117. Eriksson P, Jones KG, Brown LC, Greenhalgh RM, Hamsten A, Powell JT. A genetic approach to the role of cysteine proteases in the extension of abdominal aortic aneurysms. Br J Surg 2004; 91 (1): 86-89.

118. Lindholt JS, Erlandsen EJ, Henneberg EW. A deficiência de cistatina C está associada à progressão de pequenos aneurismas da aorta abdominal. Br J Surg 2001; 88 (11): 1472-1475.

119. Zurdel J, Finckh U, Menzer G, Nitsch RM, Richard G (fevereiro de 2002). "O genótipo CST3 associado à degenerescência macular exsudativa relacionada com a idade". Br J Ophthalmol 86 (2): 214-219. doi:10.1136/bjo.86.2.214. PMC 1771004. PMID 11815350.

120. Im E, Kazlauskas A. The role of cathepsins in the physiology and pathology of the eye (O papel das catepsinas na fisiologia e patologia do olho). Exp. Eye Res. 2007; 84 (3): 383-388.

121. Strojan P, Oblak I, Svetic B, Smid L, Kos J. Cysteine proteinase inhibitor Cystatin C in head and neck squamous cell carcinoma: relationship to prognosis. Br. J. Cancer 2004; 90 (10): 1961-1968.

122. Kos J, Krasovec M, Cimerman N, Nielsen HJ, Christensen IJ, Brunner N. Cysteine proteinase inhibitors Stefin A, Stefin B and cystatin C in sera from patients with colorectal cancer: relationship to prognosis. Clin. Cancer Res. 2000; 6 (2): 505-11.

123. Kottgen A, Selvin E, Stevens LA, Levey AS, Van Lente F, Coresh J. Serum cystatin C in the United States: Third National Health and Nutrition Examination Survey (NHANES III)". Am. J. Kidney Dis. 2008; 51 (3): 385-394.

124. Janowski R, Kozak M, Jankowska E et al. A cistatina C humana, uma proteína amiloidogénica, dimeriza por troca de domínios tridimensionais. Nature Structural & Molecular Biology 2001; 8 (4): 316-320.

125. Thompson D, Pepys MB, Wood SP. A estrutura fisiológica da proteína C-reactiva humana e o seu complexo com fosfocolina. Structure 1999; 7 (2): 16977.

126. Lau DC, Dhillon B, Yan H, Szmitko PE, Verma S. Adipokines: molecular links between obesity and atherosclerosis. American Journal of Physiology. Cardiovascular Physiology 2005; 288 (5): H2031-41.

127. Thomas, Lothar, Laboratório e Diagnóstico. TH-Bücher, Frankfurt, 2008, p. 1010.

128. Clyne B, Olshaker JS. Proteína C-reactiva. La revue de médecine d'urgence 1999; 17 (6): 1019-25.

129. Liu S, Ren J, Xia Q, Wu X, Han G, Ren H, Yan D, Wang G, Gu G, Li J. Estudo preliminar de caso-controlo para avaliar os valores de diagnóstico da proteína C-reactiva e da taxa de sedimentação de eritrócitos na diferenciação da doença de Crohn ativa do linfoma intestinal, tuberculose intestinal e síndrome de Behçet. The American Journal of the Medical Sciences 2013; 346 (6): 467-72.

130. Pradhan AD, Manson JE, Rifai N, Buring JE, Ridker PM. C-reactive protein, interleukin 6, and risk of developing type 2 diabetes mellitus. JAMA 2001; 286 (3): 327-34.

131. Dehghan A, Kardys I, de Maat MP, Uitterlinden AG, Sijbrands EJ, Bootsma AH, Stijnen T, Hofman A, Schram MT, Witteman JC. Variação genética, proteína C-reactiva e frequência da diabetes. Diabetes 2007; 56 (3): 872-8.

132. Pepys MB, Hirschfield GM, Tennent GA, Gallimore JR, Kahan MC, Bellotti V, et al. C-Reactive protein for the treatment of cardiovascular disease. Nature 2006; 440(7088): 1217-21.

133. Clearfield MB. Proteína C-reactiva: uma nova ferramenta para a avaliação do risco cardiovascular.
doença. The Journal of the American Osteopathic Association 2005; 105 (9): 40916.

134. Latina JM, Estes NA, Garlitski AC. A relação entre a apneia obstrutiva do sono e a fibrilhação auricular: uma interação complexa. Pulmonary Medicine 2013: 621736.

135. van Hecke MV, Dekker JM, Nijpels G, Moll AC, Heine RJ, Bouter LM, et al. Inflammation and endothelial dysfunction are associated with retinopathy: the Hoorn study. Diabetologia. 2005;48(7):1300-6.

136. Muni RH, Kohly RP, Lee EQ, Manson JE, Semba RD, Schaumberg DA. Estudo prospetivo de biomarcadores inflamatórios e risco de retinopatia diabética no Ensaio de Controlo e Complicações da Diabetes. JAMA Ophthalmol. 2013; 131 (4):514-21.

137. M. Malaguarnera, G. Pistone, M. Motta et al. Aumento da homocisteína total plasmática em centenários. Clinical chemistry and laboratory medicine, vol. 42, no. 3,

pp. 307-310, 2004.

138. Boushey CJ, Beresford SAA, Omenn GS, Motulsky AG. A quantitative assessment of plasma homocysteine as a risk fator for vascular disease. JAMA. 1995 ; 274:1049-1057.

139. Eikelboom JW, Lonn E, Genest J, Hankey G, Yusuf S. Homocysteine and cardiovascular disease: a critical review of epidemiological knowledge. Ann Intern Med. 1999; 131:363-375.

140. Hoogeveen EK, Kostense PJ, Jager A, et al. O nível sérico de homocisteína e a ingestão de proteínas estão relacionados com o risco de microalbuminúria: o estudo Hoorn. Kidney Int. 1998; 54:203-209.

141. Agullo-Ortuno MT, Albaladejo MD, Parra S, Rodriguez-Manotas M, Fenollar M, Ruiz-Espejo F, et al. Plasma homocysteine concentration and its relation to complications in diabetes mellitus. Clin Chim Ata 2002; 326:105112.

142. Looker HC, Fagot-Campagna A, Gunter EW, Pfeiffer CM, Narayan KM, Knowler WC, et al. Homocisteína como fator de risco para nefropatia e retinopatia na diabetes tipo 2. Diabetologia 2003; 46:766-772.

143. Aydin E, Demir HD, Ozyurt H, Etikan I: Relação entre a homocisteína plasmática e o edema macular na diabetes mellitus tipo 2. Eur J Ophthalmol 2008; 18:226-232.

144. Chibber R, Chibber S, Kohner EM. [st]21 Treatment of diabetic retinopathy in the 21st century (Tratamento da retinopatia diabética no século XXI). Expert Rev Endocrinol Metab 2007; 2:623-631.

145. Grupo de investigação "Estudo da retinopatia diabética". Tratamento por fotocoagulação da retinopatia diabética proliferativa. Aplicação clínica dos resultados do DRS. Relatório DRS nº 8. Opthamologie 1981; 88:583-600.

146. Grupo de investigação "Tratamento precoce da retinopatia diabética". Fotocoagulação precoce na retinopatia diabética. Relatório ETDRS n.º 9. Opthalmology 2003; 110:1677-1682.

147. Whited JD. Precisão e fiabilidade da teleoftalmologia no diagnóstico da doença diabética.

Retinopatia e edema macular: uma visão geral da literatura. Diabetes Technol Ther 2006; 8:102-122.

148. Kohner EM, Aldington SJ, Stratton IM, et al. UKPDS 30: Retinopatia diabética no diagnóstico de NIDDM e factores de risco associados. Arch Optalmol 1998; 116:297303.

149. Klein R, Klein BEK, Moss SE, et al. O Estudo Epidemiológico de Wisconsin sobre

Retinopatia Diabética IV. Edema macular diabético. Opthalmologie 1984; 91:14641474.

150. Younis N, Broadbent DM, Vora JP, et al. Incidência de retinopatia com deficiência visual em pacientes com DM2 no Liverpool Diabetic Eye Study: um estudo de coorte. Lancet 2003; 361: 195-200.

151. Centro Nacional de Cooperação para as Doenças Crónicas. Diretriz clínica 87 do NICE. Londres: Royal College of Physicians; 2009.

152. Associação Americana de Diabetes. Recomendações para a prática clínica 2012. Diabetes Care 2012; 35: Suppl 1.

153. Comité de Peritos em Directrizes de Prática Clínica da Associação Canadiana de Diabetes. Canadian Diabetes Association 2008 clinical practice guidelines for the prevention and management of diabetes in Canada. Can J Diabetes 2008; 32: S95-S98.

154. Associação Australiana de Diabetes para o Ministério da Saúde e do Envelhecimento. Directrizes para o tratamento da DR. Canberra: Conselho Nacional de Saúde e Investigação Médica; 2008.

155. Redes de Directrizes Intercolegiais Escocesas. SIGN 116. Gestão da diabetes: uma diretriz clínica nacional, 2010.

156. Zoungas S, de Galen B, Ninomiya T, et al. The Advance Collaborative Group. Combined effects of routine blood pressure reduction and intensive glycaemic control on macro- and microvascular outcomes in patients with T2DM. Novos resultados do estudo ADVANCE. Diabetes Care 2009; 32: 2068-2074.

157. Gaede P, Vedel P, Larsen N et al. Multifatorial intervention and cardiovascular disease in patients with T2DM. N Engl J Med 2003; 348:383-393.

158. Mussap M, Plebani M. Biochemistry and clinical role of human cystatin C. Crit Rev Clin Lab Sci. 2004; 41(5-6):467-550.

159. Paraoan L, Hiscott P, Gosden C, Grierson I. Cystatin C in macular and neuronal degenerations: implications for mechanism(s) of ager elated macular degeneration. Vision Res. 2010; 50(7):737-42.

160. Tsai CW, Grams ME, Inker LA, Coresh J, Selvin E, et al. Estimativa da taxa de filtração glomerular com base na cistatina C e creatinina, doença vascular e mortalidade em pessoas com diabetes nos Estados Unidos Diabetes Care 2014; 37(4): 1002-1008.

161. Wong CW, Teo BW, Lamoureux E, Wang JJ, et al. Serum cystatin C, a marker of chronic kidney disease and retinopathy in people with diabetes. Jornal de investigação sobre diabetes. Artigo ID 404280.

162. Im E, Venkatakrishnan A, Kazlauskas A, et al. Cathepsin B regulates the intrinsic angiogenic threshold of endothelial cells. Molecular Biology of the Cell 2005; 16(8):

3488-3500.

163. Bandello F, Lattanzio R, Zucchiatti I, Del Turco C. Fisiopatologia e tratamento da retinopatia diabética. Ata Diabetol. 2013; 50(1):1-20.

164. Verma S, Wang CH, Li SH, Dumont AS, Fedak PW, Badiwala MV, et al. A selffulfilling prophecy: C-reactive protein slows nitric oxide production and inhibits angiogenesis. Circulation. 2002;106(8):913-9.

165. Verma S, Li SH, Badiwala MV, Weisel RD, Fedak PW, Li RK, et al. O antagonismo da endotelina e a inibição da interleucina-6 atenuam os efeitos pró-aterogénicos da proteína C-reactiva. Circulation. 2002;105(16):1890-6.

166. Koenig W, Sund M, Frohlich M, Fischer HG, Lowel H, Doring A, et al. A proteína C reactiva, um marcador sensível de inflamação, prevê o risco futuro de doença coronária em homens de meia-idade inicialmente saudáveis: resultados do estudo MONICA (Monitoring Trends and Determinants in Cardiovascular Disease) Augsburg Cohort Study, 1984 a 1992. Circulation. 1999;99(2):237-42.

167. Nowak M, Wielkoszynski T, Marek B, Kos-Kudla B, Swietochowska E, Sieminska L, et al. Potencial antioxidante, paraoxonase 1, atividade da ceruloplasmina e concentração de proteína C-reactiva na retinopatia diabética. Clin Exp Med. 2010; 10(3):185-92.

168. Schram MT, Chaturvedi N, Schalkwijk CG, Fuller JH, Stehouwer CD; Grupo de Estudo Prospetivo de Complicações EURODIAB. Os marcadores inflamatórios estão associados, em secção transversal, a complicações microvasculares e cardiovasculares 68
A doença na diabetes tipo 1: o estudo prospetivo de complicações EURODIAB. Diabetologia 48: 370-378, 2005.

169. Klein BE, Knudtson MD, Tsai MY, Klein R. A relação dos marcadores de inflamação e disfunção endotelial com a prevalência e progressão da retinopatia diabética: Estudo Epidemiológico de Wisconsin sobre a retinopatia diabética. Arch Ophthalmol. 2009; 127(9):1175-82.

170. Nguyen TT, Alibrahim E, Islam FM, Klein R, Klein BE, Cotch MF, et al. Inflamatórios, hemostáticos e outros novos biomarcadores da retinopatia diabética: o estudo multiétnico da aterosclerose. Diabetes Care. 2009 ; 32(9):1704-9.

171. Lim LS, Tai ES, Mitchell P, Wang JJ, Tay WT, Lamoureux E, et al. Proteína C-reactiva, índice de massa corporal e retinopatia diabética. Invest Ophthalmol Vis Sci. 2010; 51(9):4458-63.

172. Le DS, Miles R, Savage PJ et al. The association of plasma fibrinogen concentration with diabetic microvascular complications in young adults with early-onset of type 2

diabetes. Diabetes Res Clin Pract 82 : 317-323, 2008.

173. Nagaoka T, Kuo L, Ren Y, Yoshida A, Hein TW. A proteína C-reactiva inibe a dilatação das arteríolas da retina mediada pelo óxido nítrico dependente do endotélio através do aumento da produção de superóxido. Invest Ophthalmol Vis Sci. 2008; 49(5):2053-60.

174. Devaraj S, Davis B, Simon SI, Jialal I. CRP promotes monocyte and endothelial cell adhesion via Fcgamma receptors in human aortic endothelial cells under static flow and shear conditions. Am J Physiol Heart Circ Physiol. 2006; 291(3):H1170-6.

175. Venugopal SK, Devaraj S, Yuhanna I, Shaul P, Jialal I. Evidência de que a proteína C-reactiva reduz a expressão e a bioatividade da eNOS nas células endoteliais da aorta humana. Circulation. 2002 ; 106(12):1439-41.

176. Kalka C, Masuda H, Takahashi T, Kalka-Moll WM, Silver M, Kearney M, et al. Transplante de células progenitoras endoteliais expandidas ex vivo para neovascularização terapêutica. Proc Natl Acad Sci U S A. 2000; 97(7):3422-7.

177. Eun Seok Kanga, Hyeong Jin Kimb, Chul Woo Ahna, Cheol Won Parkc, Bong Soo Cha, et al. Relationship of serum high sensitivity C-reactive protein to metabolic syndrome and microvascular complications in type 2 diabetes. Diabetesforschung und klinische Praxis 69 (2005) 151-159.

178. M. Dalton e J. S. Williams. The best way to approach point-of-care testing. CAP Today, 1997; 11(12):46-50.

179. H. Wang, M. Yoshizumi, K. Lai et al. Inhibition of growth and methylation of p21 (ras) in vascular endothelial cells by homocysteine but not cysteine. Zeitschrift für Biologische Chemie, 1997; 272(40):25380-25385.

180. J. Selhub, P. F. Jacques, A. G. Bostomet al. Association between plasma homocysteine concentrations and extracranial carotid artery stenosis. The New England Journal of Medicine, 1995; 332(5):286-291.

181. B. M. Coull, M. R. Malinow, N. Beamer, G. Sexton, F. Nordt, et al. Elevated plasma homocysteine concentration as a possible independent risk fator for stroke. Stroke, 1990; 21(4):572-576.

182. Vaccaro O, Ingrosso D, Rivellese A, Greco G, Riccardi G. Moderate hyperhomocysteinemia and retinopathy in insulin-dependent diabetes. Lancet 1997, 349:1102-1103.

183. Vaccaro O, Perna AF, Mancini FP, Cuomo V, Sacco M, et al. Plasma homocysteine and its determinants in diabetic retinopathy. Diabetes Care 2000, 23:1026-1027.

184. Vaccaro O, Perna AF, Mancini FP, Iovine C, Cuomo V, et al. Plasma homocysteine

and microvascular complications in type 1 diabetes. Nutr Metab Cardiovasc Dis 2000, 10:297-304.

185. Agardh CD, Agardh E, Andersson A, Hultberg B. Não há associação entre os níveis plasmáticos de homocisteína e a microangiopatia na diabetes mellitus tipo 1. Scand J Clin Lab Invest 1994, 54:637-641.

186. Cho HC. A relação entre a homocisteína, a bilirrubina e a retinopatia diabética. Diabetes Metab J 2011, 35:595-601.

187. Agardh E, Hultberg B, Agardh CD. Severe retinopathy in type 1 diabetics is not related to plasma homocysteine level. Scand J Clin Lab Invest 2000, 60:169-174.

188. Saeed BO, Nixon SJ, White AJ, Summerfield GP, Skillen AW. Fasting homocysteine levels in adults with type 1 diabetes and retinopathy (Níveis de homocisteína em jejum em adultos com diabetes tipo 1 e retinopatia). Clin Chim Ata 2004, 341:27-32.

189. Abdella NA, Mojiminiyi OA, Akanji AO, Moussa MA: Associações da concentração de homocisteína no plasma em indivíduos com diabetes mellitus tipo 2. Ata Diabetol 2002, 39:183-190.

190. Garcia-Unzueta MT, Berrazueta JR, Pesquera C, Obaya S, Fernandez MD, et al. Os níveis totais de adrenomedulina no plasma estão associados a duas fases agudas 7 respostas inflamatórias (fibrinogénio e ácido siálico), mas não com marcadores de disfunção endotelial na diabetes tipo 1 Adrenomedulina e factores de risco vascular na diabetes tipo 1. J Diabetes Complications 2005, 19:147-154.

191. Yucel I, Yucel G, Muftuoglu F: Plasma homocysteine levels in non-insulin-dependent diabetes mellitus with retinopathy and neovascular glaucoma. Int Ophthalmol 2004, 25(4):201-205.

192. Socha MW, Polakowska MJ, Socha-Urbanek K, Fiedor P. Hyperhomocysteinemia as a risk fator for cardiovascular disease: the association of hyperhomocysteinemia with diabetes mellitus and renal transplant recipients. Ann Transplant 1999, 4:11-19.

193. Saeed BO, Nixon SJ, White AJ, Summerfield GP, et al. Níveis de homocisteína em jejum em adultos com diabetes tipo 1 e retinopatia. Clin Chim Ata 2004, 341:2732.

194. Satyanarayana A, Balakrishna N, Pitla S, Reddy PY, Mudili S, Lopamudra P, et al. Status of B-vitamins and homocysteine in diabetic retinopathy: association with vitamin-B12 deficiency and hyperhomocysteinemia. PLoS One 2011, 6:e26747.

195. Starkebaum G, Harlan JM. Lesão das células endoteliais pela formação de peróxido de hidrogénio catalisada pelo cobre a partir da homocisteína. J Clin Invest 1986, 77:13701376.

196. Chen C, Conklin BS, Ren Z, Zhong DS: A homocisteína reduz a vasorelaxação dependente do endotélio em artérias de suínos. J Surg Res 2002, 102:22-30.

197. Blacker HR: A entrevista ao doente. Nurs Times 1976, 72:1212-1214.

198. Hofmann MA, Kohl B, Zumbach MS, Borcea V, Bierhaus A, et al. Hiperhomocisteinemia e disfunção endotelial na DDI. Diabetes Care 1997, 20:1880-1886.

199. Martin PM, Ola MS, Agarwal N, et al. O ligando (+)-pentazocina do recetor sigma (GR) previne a morte de células ganglionares da retina induzida por homocisteína e glutamato in vitro. Mol Brain Res. 2004 ; 123:66-75.

200. Dun Y, Thangaraju M, Prasad P, et al. Prevenção da excitotoxicidade em células ganglionares primárias da retina por (+)-pentazocina, um ligando específico do recetor sigma-1. Invest Ophthalmol Vis Sci. 2007; 48:4785-94.

201. O. Aydemir, P. T'urkc/uo "glu, M.G^uler et al. Plasma and vitreous homocysteine concentrations in patients with proliferative diabetic retinopathy. Retina 2008; 28(5):741-743.

202. M. Goldstein, I. Leibovitch, I. Yeffimov, S. Gavendo, B.-A. Sela, et al. Hyperhomocysteinemia in patients with diabetes mellitus with or without diabetic retinopathy. Eye 2004; 18(5):460-465.

203. Lim CP, Loo AV, Khaw KW, Sthaneshwar P, Khang TF, et al. Níveis de homocisteína no plasma, aquoso e vítreo na retinopatia diabética proliferativa. Br J Ophthalmol 2012, 96:704-707.

Agradecimentos

Agradeço infinitamente a Alá Todo-Poderoso por todas as inúmeras bênçãos que derramou sobre mim e que me permitiram escrever esta nota final do meu trabalho de investigação. No decurso da minha investigação, tal como no resto da minha vida, o Todo-Poderoso abençoou-me com algumas pessoas extraordinárias que teceram uma rede de apoio à minha volta. As palavras nunca serão suficientemente fortes para exprimir o quanto estou grato a estas pessoas incríveis da minha vida que tornaram este trabalho possível. Gostaria de tentar agradecer-lhes do fundo do coração por terem feito do meu tempo de investigação no Instituto um tempo que recordarei para sempre.

Estou muito grato à minha orientadora de tese, a Dra. Sun Lei, por ter sugerido um tema tão interessante para o meu trabalho. Além disso, cada encontro com ela trouxe aspectos inestimáveis para a realização deste trabalho e alargou a minha perspetiva. Ela guiou-me com as suas valiosas sugestões, abriu-me o caminho nos meus momentos mais sombrios e deu-me um grande incentivo na minha vida académica. Foi graças a ela que aprendi a pensar criticamente, a escolher problemas, a resolvê-los e a apresentar as suas soluções. Gostaria de lhe agradecer por ter promovido a minha formação em muitas áreas, como a diabetes, as doenças da tiroide e as doenças endócrinas. Deu-me a melhor formação em todo o país e equipou-me com uma enorme quantidade de conhecimentos relacionados com a minha área de investigação. Foi mais do que eu esperava para a minha vida de investigador. A sua procura de excelência científica levou-me a querer fazer o mesmo (mas nunca o consegui). Foi um grande prazer trabalhar com ela. Foi a melhor escolha que eu poderia ter feito para orientadora. Ensinou-me muito sobre a vida, sobre como ultrapassar lutas e medos, e é um ótimo modelo de perseverança e trabalho árduo. Ficarei para sempre em dívida para com ela. Gostaria também de agradecer aos meus colegas chineses Sha Sha, Sun Hanchen, Wang Lingshu, Xu Dan, Yan Fei, He Qin e muitos outros cujos nomes não mencionei, que me ajudaram durante o meu curso na China. Foram muito amáveis e arranjaram tempo para me ajudar, apesar dos seus horários ocupados. A gratidão que sinto por vós não pode ser expressa ou medida por palavras.

Gostaria de agradecer ao Conselho de Bolsas de Estudo da China, o governo chinês, pela minha bolsa de pós-graduação, que me permitiu obter e concluir o meu mestrado. Gostaria de agradecer ao Departamento de Endocrinologia do Hospital Qilu, onde fiz a minha formação, e estou também muito grato à Professora Chen Li, Directora e Chefe do

Departamento de Endocrinologia, por me ter acolhido no seu departamento como estudante.

Não estaria a cumprir o meu dever se não mencionasse alguns dos meus amigos no campus com quem partilhei as minhas experiências de investigação, pois isso foi uma alegria e um esclarecimento para mim. Tive a sorte de ter um amigo como Misbahul Ferdous, que me abriu o seu coração e os seus problemas e me motivou sempre com a sua extraordinária perspicácia e capacidade de análise. Kafiluddin Abbas foi um amigo carinhoso que me ajudou nos momentos difíceis no campus.

Um agradecimento especial aos meus amigos e colegas Subrata Barua, Aktar Kamal, Muhammad Shahbaz e Federick Abdullah Tengbeh. Um agradecimento especial também aos revisores desconhecidos do meu trabalho que aceitaram lê-lo e revê-lo. Gostaria de agradecer a todos os investigadores cujos trabalhos utilizei, primeiro para compreender a minha área de investigação e depois para actualizações. Gostaria de agradecer às muitas pessoas que me ensinaram, a começar pelos meus professores da escola, os meus professores da licenciatura e os meus professores e examinadores da pós-graduação.

Gostaria de expressar a minha profunda gratidão pelo afeto e apoio que os meus pais me deram. O meu pai e a minha mãe fizeram de mim o que sou hoje, e reconhecerei sempre o seu contributo para a minha educação e para a minha natureza e atitude sempre positivas. Agradeço sinceramente à minha mulher a sua compreensão, paciência e os inúmeros sacrifícios que fez quando eu estava longe de casa durante a minha estadia de investigação no estrangeiro. Apoiou-me a todos os níveis, acreditou sempre em mim e inspirou-me em todas as áreas da vida. O meu irmão e a minha irmã, que são os pilares da minha vida, sempre me encorajaram e apoiaram em todas as circunstâncias. Por último, gostaria de dedicar este trabalho à minha querida filha, que me recordou constantemente que tenho algo a esperar, algo incrível a apreciar e uma promessa a cumprir, a de ser um pai amoroso e um médico dedicado. Devo-lhes tudo, porque sem o seu amor eterno, este trabalho nunca teria sido concluído. É a todos eles que dedico este trabalho.

Todos vocês me ajudaram a chegar a esta fase final do meu projeto. Agradeço-vos do fundo do coração.

Dr. Sumon Rahman Chowdhury

Lista de publicações

Lista de publicações como primeiro autor

1. Chowdhury SR, Sha S, Hong W, Jianqiao L, Hanchen S, Ferdous M, Javed S, Li C, Lei S. Cistatina C sérica, hs-CRP e homocisteína como biomarcadores de retinopatia diabética em pacientes com DM2. Jornal Chinês de Linfologia e Oncologia dos EUA 2015; 14(1):12-16.

2. Chowdhury SR, Sha S, Jing Z, Xiaochen Z, Lei S.Central Neuropathy in a Patient's Case of POEMS Syndrome (Neuropatia central num caso de síndrome POEMS). THE HEALER 2016; 19(2): 25-28.

3. Chowdhury SR, Zhenzhen Z, Kamal AHM, Talukder MH. Explorando a relação entre o bisfenol A, o iodo e o carcinoma papilar da tiroide. JCMCTA 2016; 27 (2): 50 - 59.

4. Chowdhury SR, Xian HQ, Talukder MH, Kamal AHM, Wei-Kai H. Características da função das células B das ilhotas em pacientes chineses com doença de Graves. Chattagram International Medical College Journal 2017; 2 (1): 22-26.

5. Chowdhury SR, Khan Y, Kamal A, Kamal AHM, Talukder MH. Avaliação do resultado de pacientes com carcinoma papilar da tiroide com intervenção cirúrgica. Jornal da Faculdade de Medicina do Hospital Chattagram Maa-O-Shishu 2016; 15 (2): 52-56.

Lista de publicações como coautor

1. Ferdous M, Sun H, Chowdhury SR, Wang X, Pan Z, et al. A bivalirudina está associada a melhores resultados clínicos do que a heparina não fraccionada em doentes submetidos a intervenção coronária percutânea primária. Int J Clin Exp Med 2017;10(2):3425-3434.

2. Sha S, Chowdhury SR, Li C, Qin H, Jing Z, Shanshan F, Lei S. Efeito da leptina e do teor de gordura em ratos obesos induzidos por dieta rica em gordura. Jornal da Universidade de Shandong (Ciências da Saúde) 2016; 54(1): 1-6. DOI : 10.6040/j.issn.1671-7554.0.2016.211.

3. Nessa EN, Wang C, Chowdhury SR, Zhang H, Liu XY et al. (2016) Efeito do grupo sanguíneo ABO na sobrevivência de doentes com cancro do pulmão ressecado: um estudo retrospetivo. J Cancer Prev Curr Res 4(1): 00105. DOI: 10.15406/jcpcr.2016.04.00105.

4. Barua S, Kaiser ABM, Chowdhury SR, Bhuyian MNH, Chao G, Cheng P, Jun N. Exploração laparoscópica do ducto biliar comum e drenagem do tubo T na China. JCMCTA 2015; 26(2):53-61.

5. Javed S, Zhang M, Xu MJ, Ferdous M, Chowdhury SR, et al. A aplicação da técnica CMQ na avaliação quantitativa da função regional do ventrículo esquerdo em pacientes com doença arterial coronariana. Jornal Chinês de Linfologia e Oncologia dos EUA 2015; 14(1):7-11.

Prémios e reconhecimento

1. Estudante de pós-graduação premiado na Universidade de Shandong em 2013.

2. Prémio do governo da província de Shandong pelo trabalho voluntário com a IECO (International Education Charity Organization).

3. Bolsa de estudos do Governo chinês para estudos de pós-graduação em 2013.

4. Prémio para os campeões de críquete na festa anual do desporto da SDU 2014.

5. Delegado especial na Conferência Modelo das Nações Unidas da Universidade de Shandong de 2015.

6. Prémio de excelência atribuído no Festival Cultural da Universidade de Shandong de 2015.

7. Prémio para o campeão de ténis de mesa na festa anual do desporto da SDU 2015.

8. Prémio para os campeões de críquete no SDU Annual Sports 2015.

9. Prémio para os campeões de voleibol no SDU Annual Sports 2015.

10. Prémio pelo segundo lugar no cabo de guerra no SDU Annual Sports 2015.

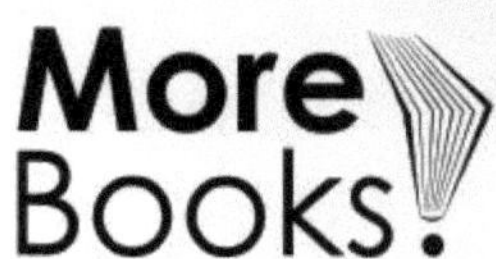

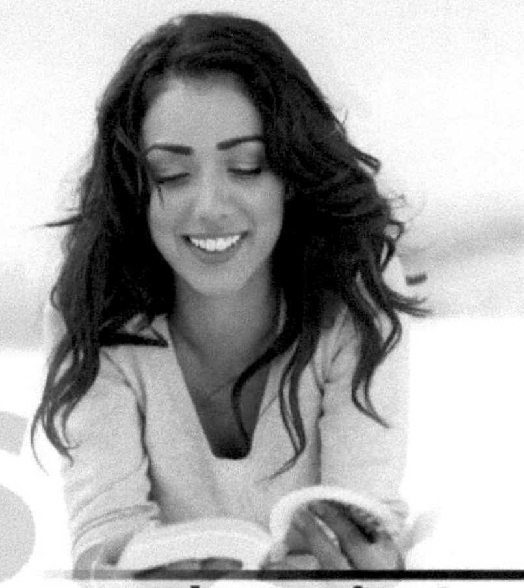

yes

I want morebooks!

Buy your books fast and straightforward online - at one of world's fastest growing online book stores! Environmentally sound due to Print-on-Demand technologies.

Buy your books online at
www.morebooks.shop

Compre os seus livros mais rápido e diretamente na internet, em uma das livrarias on-line com o maior crescimento no mundo! Produção que protege o meio ambiente através das tecnologias de impressão sob demanda.

Compre os seus livros on-line em
www.morebooks.shop

info@omniscriptum.com
www.omniscriptum.com

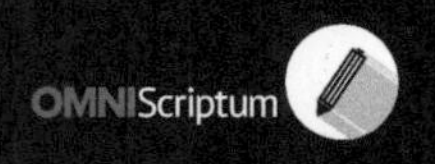

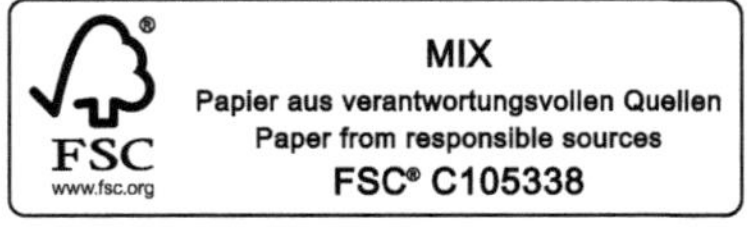

Printed by Books on Demand GmbH, Norderstedt / Germany